Y. Damodar Singh
Amlyne Gabil Momin

Doenças virais das galinhas em Shillong e arredores, Meghalaya

Y. Damodar Singh
Amlyne Gabil Momin

Doenças virais das galinhas em Shillong e arredores, Meghalaya

ScienciaScripts

Imprint

Cover image: www.ingimage.com

This book is a translation from the original published under ISBN 978-620-2-00464-0.

Publisher:
Sciencia Scripts
is a trademark of
Dodo Books Indian Ocean Ltd. and OmniScriptum S.R.L publishing group

120 High Road, East Finchley, London, N2 9ED, United Kingdom
Str. Armeneasca 28/1, office 1, Chisinau MD-2012, Republic of Moldova, Europe
Printed at: see last page
ISBN: 978-620-7-90116-6

Índice:

DOENÇAS VIRAIS DAS GALINHAS EM SHILLONG E ARREDORES , MEGHALAYA

Um estudo molecular

Amlyne Gabil Momin
Y. Damodar Singh

Capítulo 1

INTRODUÇÃO

A região montanhosa do Nordeste da Índia (NEHR) é uma zona sem litoral e é habitada por várias comunidades tribais que, na sua maioria, não são vegetarianas, pelo que existe uma enorme procura de carne e ovos de aves de capoeira. As necessidades da região em termos de ovos e carne de aves de capoeira são satisfeitas, na sua maioria, através de aquisições no exterior da região. Cerca de 82% da população reside nas zonas rurais da região e depende da agricultura e dos sectores conexos, como a avicultura de quintal, para a sua subsistência. De um modo geral, todos os agricultores praticam o antigo sistema tradicional de criação de aves de capoeira com poucos ou nenhuns factores de produção. Apesar de várias tentativas, a avicultura moderna industrializada (comercial) não criou raízes na região. No entanto, existe uma necessidade urgente de melhorar a disponibilidade de ovos e de carne de aves de capoeira, a fim de satisfazer a procura cada vez maior destes produtos avícolas. No passado recente, foram feitos esforços para introduzir as variedades melhoradas de frango na região para aumentar a produtividade do sistema tradicional de criação de aves (Haunshi e Ramarao, 2012).

Atualmente, as aves de capoeira são um dos segmentos de crescimento mais rápido do sector agrícola na Índia. A Índia emergiu no mapa mundial da avicultura como o 3º maior produtor de ovos (3.835.205 toneladas métricas, FAOSTAT) e o 4º maior produtor de carne de aves (3,16 milhões de toneladas, USDA/FAO). A população total de aves de capoeira na Índia é de 729,2 milhões (Censo da Pecuária, 2012), o que representa um aumento de 12,39% em relação aos números do censo anterior. A população total de frangos registou uma taxa de crescimento anual de 7,3% na última década (Anonymous, 2014). O sector proporciona emprego direto ou indireto a 6,5 milhões de pessoas. Cerca de 80% do emprego é gerado diretamente pelas explorações avícolas; o restante é gerado pelos serviços de alimentação, farmacêuticos, de equipamento e outros serviços de apoio necessários à avicultura. O potencial do sector avícola na criação de emprego e no aumento dos rendimentos rurais é bem reconhecido. Mais de 5 milhões de pessoas estão direta ou indiretamente envolvidas no sector avícola, para além de numerosos pequenos criadores de aves nas zonas rurais e tribais do país (Anonymous, 2013).

Para o ano civil (CY) de 2016, prevê-se que a produção de frangos de carne aumente cerca de oito por cento, para 4,2 milhões de toneladas, devido ao aumento da procura por parte da classe média em crescimento. Os contactos acreditam que a procura de carne de frango processada está a crescer entre 15 a 20 por cento por ano. A produção de poedeiras do ano fiscal de 2016 está prevista para 80 mil milhões de ovos, um aumento de cinco por cento em relação ao ano passado. No ano fiscal de 2015, a Índia comunicou três surtos de gripe aviária altamente patogénica (GAAP) à Organização Internacional de Epizootias (OIE). Fontes da indústria acreditam que, como os surtos de HPAI foram localizados, a população total de aves de capoeira não foi muito afetada, embora a procura de carne de frango tenha alegadamente caído durante um período temporário em alguns estados. As exportações de carne de aves de capoeira são reduzidas devido a instalações de abate e processamento limitadas e a uma cadeia de frio subdesenvolvida (Lagos *et al.*, 2015).

O Nordeste da Índia é famoso pelos diferentes grupos de raças de galinhas e patos criados pelos agricultores segundo sistemas tradicionais de gestão. A população total de aves de capoeira na região das colinas do nordeste (NEHR) é de cerca de 36,46 milhões, com 27,79 milhões de galinhas e 8,67 milhões de patos. semelhança de outras populações de animais, a população de aves de capoeira é também mais elevada em Assam, com cerca de 21,66 milhões de aves no Estado. Com exceção de Manipur, Mizoram e Tripura, a população de aves de capoeira aumentou consideravelmente entre 1997 e 2003, o que indica a sua crescente popularidade. A NEHR é também originária de algumas raças autóctones de galinhas e patos (Kadirvel, 2012).

Um dos principais obstáculos ao crescimento das aves de capoeira na região NEHR é a morbilidade e a mortalidade graves causadas por surtos de doenças infecciosas como a doença de Newcastle (ND), a doença bursal infecciosa (IBD), a anemia infecciosa das galinhas (CIA), a bronquite infecciosa (IB), a doença de Leechi, a gripe aviária (AI), a colibacilose, a salmonelose, a coccidiose, etc. O sistema de cuidados de saúde das aves de capoeira na NEHR sofre de ligações fracas e de um sistema de prestação de cuidados de saúde deficiente. Nas zonas rurais, o diagnóstico das doenças das aves de capoeira baseia-se sobretudo no exame clínico e no exame post mortem. Muitas vezes, os surtos de doenças, que causam enormes prejuízos aos avicultores, não são diagnosticados. A estirpe da vacina utilizada para proteger as aves pode nem sempre ser eficaz, se a estirpe causadora da doença for diferente da estirpe da vacina. Conhecem-se muito poucas informações sobre a epidemiologia molecular das doenças das aves de capoeira prevalecentes na NEHR, o que constitui um pré-requisito necessário para a conceção de estratégias adequadas de prevenção e controlo das doenças e também para o desenvolvimento de diagnósticos/vacinas específicos para os agentes patogénicos.

Os estados do nordeste da Índia partilham fronteiras internacionais com a China, Myanmar, Bangladesh e Butão. Existem vários santuários de vida selvagem e parques nacionais na região, que foram visitados pelas aves migratórias. Foi notificado um surto de gripe aviária altamente patogénica (GAAP) em dois Estados da NEHR (Tripura e Meghalaya) entre janeiro e maio de 2012 (OIE, 2012). Por conseguinte, um sistema de vigilância e monitorização de doenças altamente eficaz, com instalações de diagnóstico de doenças, é essencial para o controlo e a prevenção das doenças das aves de capoeira nesta região da Índia.

Meghalaya é um Estado montanhoso situado no Nordeste da Índia, entre as planícies de Assam, a norte, e o Bangladesh, a sul. O Estado insere-se na zona temperada, que favorece o crescimento luxuriante da vegetação e florestas densas com uma rica variedade de flora e fauna. Meghalaya recebe a influência direta da monção do sudoeste, proveniente da Baía de Bengala e do Mar Arábico. Geralmente, a monção começa no mês de abril e prolonga-se até outubro. A topografia, o clima e as condições socioeconómicas fazem com que a população dependa mais das actividades de criação de animais, sobretudo devido ao facto de a agricultura tradicional nas zonas montanhosas ocupar apenas 10% das terras do Estado. As chuvas intensas nas colinas inclinadas não só causam a erosão do solo, como também o tornam ácido, removendo a parte básica solúvel do solo através da ação solvente da água de escoamento e da perda de produtividade. A extração indiscriminada de pedra, cascalho, carvão, etc. diminui a área cultivada, os terrenos florestais e a cobertura vegetal. Nestas circunstâncias, a criação de gado e de aves de capoeira é a única atividade alternativa a que o aldeão pode recorrer para obter uma subsistência.

Quadro 1: População de aves de capoeira e taxa de crescimento em Meghalaya.

Espécies	Censo de 2003 (número)			Censo de 2007 (número)	Censo de 2012 (número)	Taxa de crescimento (%) em relação a 2007
Aves de capoeira	Aves	Melhorado	1,36,559	2,73,498	3,44,157	25.84
		Desi	26,25,186	27,52,999	31,97,559	16.15
	Pato	Melhorado	55,919	7,976	514	-93.56
		Desi	3,338	58,402	22,331	-61.76
	Outros	Turquia	16	21	498	2371.43
Total			**2821018**	**3092896**	**3565059**	

(Fonte: Recenseamento do gado, 2012, publicado pela Direção da Pecuária e Veterinária, Governo de Meghalaya, Shillong, 2015).

A produção de ovos aumentou de 20 para 90,2 milhões durante este período. O consumo de ovos em Meghalaya é de cerca de 38 números por habitante e por ano, o que é superior ao nível de 30 ovos registado em toda a Índia, mas muito inferior aos níveis mínimos recomendados. A taxa de crescimento anual registada para os ovos e a carne é de 1,47% e 2,95% durante os últimos cinco anos.

Nos últimos anos, foram registados em Meghalaya surtos de algumas doenças virais, como a varíola aviária, a doença de ND, a doença de Marek, a síndrome de hidropericárdio-hepatite, a IBD e a IA. Foram registados dois surtos de IBD em pintos Vanaraja mantidos em sistema intensivo de criação na exploração avícola do complexo de investigação ICAR para NEHR, Umiam, Meghalaya (Dutta *et al.* 2007). Há relatos de surtos de algumas doenças virais mesmo em bandos de frangos vacinados, enquanto muitas permanecem sem diagnóstico. Pensa-se que algumas das doenças virais foram introduzidas em simultâneo com a intensificação da indústria avícola. Entre estas, a ND, a IBD e a MD tornaram-se ameaças graves para a produção avícola. Devido a actividades de investigação limitadas, a epidemiologia, a patogénese e a patologia das doenças virais das aves de capoeira nesta área não são totalmente conhecidas. Assim, é necessário monitorizar continuamente os agentes infecciosos, em especial os vírus que causam doenças nas aves de capoeira de Meghalaya.

Tendo em conta os pontos acima referidos, o presente estudo foi concebido com os seguintes objectivos

1) Registar a ocorrência de doenças virais em frangos em Shillong e arredores, Meghalaya.
2) Estudar a patologia das doenças virais das galinhas em Shillong e arredores, Meghalaya.
3) Diagnosticar as doenças virais das galinhas prevalecentes em Shillong e arredores, Meghalaya, através de técnicas moleculares.

Capítulo 2
MATERIAIS E MÉTODOS

Recolha de dados:

Os dados epidemiológicos relativos a doenças virais em aves de capoeira de agosto de 2015 a abril de 2016 foram recolhidos em explorações avícolas organizadas e não organizadas em Shillong e arredores, Meghalaya. Foram obtidas dos bandos afectados informações pormenorizadas, tais como o total de aves de um bando, o número de aves afectadas, o número de aves mortas, a idade das aves afectadas, o mês de ocorrência da doença, o historial de surtos anteriores de doenças virais e o estado de vacinação.

Recolha de amostras:

As aves mortas/moribundas foram recolhidas para uma necropsia adequada. Foram colhidas amostras representativas de tecidos (coração, fígado, baço, pulmões, rins, bursa de Fabricius, traqueia, proventrículo, amígdala cecal, etc.) com lesões típicas, que foram armazenadas em formalina a 10% para exame histopatológico e a -80°C para análise molecular.

MATERIAIS

1. Equipamentos:

Para a realização do presente trabalho, foram utilizados os seguintes equipamentos principais

- Congelador a -20°C (Haier)
- Congelador ultra profundo a -80°C (Thermo scientific)
- Balança eletrónica (Sartorius)
- Sistema de documentação em gel (Bio Rad),
- Eletroforese horizontal em submarine mini gel (Amersham Biotech),
- Incubadora universal (NSW), cabina de segurança biológica de classe II (Nuaire),
- Termociclador (Mastercycler gradient, Eppendorf),
- Biofotómetro (Eppendorf)
- Banho de água (BS 302, Nuve)
- Centrifugadora refrigerada de alta velocidade (Modelo 5804 R, Eppendorf)
- Micropipetas (Eppendorf)
- Banho de água de parafina
- Micrótomo rotativo semi-automático (MRS 3500, Histoline Laboratories)
- Mesa de aquecimento com corrediça
- Microscópio trinocular de investigação (Olympus)
- Banho de água (WB2800, Histoline Laboratories)

2. Artigos de vidro e artigos de plástico:

Os artigos de vidro (Borosil, Índia), os artigos de plástico (Tarsons, Axygen), o parafilme (Hi- Media), as luvas de exame sem pó de nitrilo roxo (Kimberly-Clark) são alguns dos principais artigos de laboratório utilizados no presente estudo.

3. Produtos químicos/reagentes:

No presente estudo foram utilizados os seguintes produtos químicos/reagentes principais:

- Agarose LEE (Genei, Índia),
- Brometo de etídio (Hi-media),
- Reagente Ribozol (Amresco)
- dNTP's (Fermentas),
- Taq DNA polimerase (Fermentas),
- Primer IBSF, IBSR (Genetix Biotech)
- Tampão TE (Hi-media)
- RNase (Hi-media)
- Tampão PCR 10X (Fermentas),
- Marcador de ADN (Fermentas)
- Etanol (Amresco),
- Isopropanol (Amresco),
- Fenol/clorofórmio/álcool isoamílico (Amresco),
- Corante de carga (Fermentas)
- Água sem nuclease
- Montagem DPX para microscopia (Merck)
- Eosina Y Sal de sódio (Amresco)
- Etanol (Amresco)
- Solução de formaldeído (Fisher scientific)
- Coloração de hematoxilina (Himedia)
- Solução salina normal (NSS)
- Tampão fosfato salino (PBS) ph-7.2
- Xileno (Blulux)

4. Primário oligonucleotídico

Os primers utilizados no presente estudo foram adquiridos à Genetix Biotech. A sequência de nucleótidos e outros pormenores pertinentes são apresentados no quadro 2.

Quadro 2: Sequência dos iniciadores de oligonucleótidos utilizados durante o estudo.

Doença	IDENTIFICAÇÃO Não.	Sequência do iniciador	Comprimento	Região	Referência
DII	IBD F	5' -TCACCGTCCTCAGCTTAC-3'	643 pb	gene VP2	Liu *et al.*, (1994)
	IBD-R	5' -TCAGGATTTGGGATCAGC-3'			
ND	NDFF1	5' -ATGGGCTCCAAACCTTCTAC-3'	1662 pb	Gene F	Ebrahimi *et al,* (2012)
	NDFR1	5' -TTGTAGTGGCTCTCATC-3'			

PF	P1	5-'CAGCAGGTGCTAAACAACAA- 3'	459478	4b	Binns *et al.*, (1989)
	P2	5' -CGGTAGCTTAACGCCGAATA-3'			

MÉTODOS

1. Estudos epidemiológicos:

Foram visitadas regularmente explorações avícolas organizadas e não organizadas em Shillong, Meghalaya, e nos seus arredores, tendo sido registadas a morbilidade, a mortalidade e a idade de ocorrência de várias doenças. Para avaliar as variações da incidência das doenças em função da idade, as aves foram agrupadas em 1-3, 3-6, 6-9, 9-12 e mais de 12 semanas de idade.

2. Registo dos sinais clínicos:

Em caso de mortalidade ou de surto de doenças na população de aves de capoeira, os sinais clínicos exibidos por cada ave durante a doença foram registados em pormenor numa receita, de acordo com a descrição do proprietário ou do tratador da respectiva exploração avícola. Além disso, por vezes, algumas aves doentes/moribundas eram mantidas sob observação cuidadosa, com alimentação e água *ad libitum* até à morte, para registar os sinais clínicos pormenorizados, juntamente com outras anomalias.

3. Exame anatomopatológico macroscópico:

Foi efectuado um exame post-mortem pormenorizado de todas as aves mortas. Na necropsia, as alterações grosseiras dos tecidos foram observadas e registadas cuidadosamente. As amostras representativas de tecidos (coração, fígado, baço, pulmões, rins, bursa de Fabricius, traqueia, proventrículo, amígdala cecal, cérebro, folículos de penas, etc.) que apresentavam lesões foram cuidadosamente recolhidas em gelo e em solução de formaldeído a 10%. As amostras de tecido viável foram recolhidas assepticamente em sacos estéreis de polipropileno com fecho de correr e armazenadas a -80°C para posterior análise molecular.

4. Exame histopatológico:

Foram colhidos tecidos fixados em formalina (2-3 mm de espessura), lavados durante a noite em água corrente da torneira e depois desidratados em graus ascendentes de álcool, começando por 50%, 70%, 90% e álcool absoluto I, álcool II, álcool III e, por fim, limpos em xileno. Estes pedaços de tecido desidratado foram depois embebidos em parafina fundida. As secções foram cortadas com 4-5 pm de espessura com um micrótomo rotativo semi-automático (MRS 3500, Histoline Laboratories) e coradas com hematoxilina e eosina de Mayer (Bancroft e Stevens, 1980). As lâminas coradas foram examinadas num microscópio de investigação trinocular (Olympus) e as imagens ampliadas das estruturas dos tecidos foram captadas para estudo posterior.

5. Diagnóstico:

O diagnóstico das diferentes doenças foi efectuado principalmente com base nos sinais clínicos e nas alterações grosseiras características, bem como nas alterações microscópicas dos tecidos. No entanto, foram realizadas técnicas moleculares como a PCR e a RT-PCR para detetar os ácidos nucleicos virais de doenças como a doença de Newcastle (ND), a doença infecciosa bursal (IBD) e a varíola aviária.

Extração de ARN para IBD e ND

O ARN total foi extraído das amostras de tecidos utilizando o reagente comercial Ribozol (Amresco), que se baseia num método melhorado e modificado de isolamento do ARN numa única etapa, utilizando guanidiumisotiocianato e fenol como solução monofásica, de acordo com as recomendações do fabricante.

Cerca de 50 a 70 mg de amostra de tecido foram triturados com um micro pilão esterilizado em tubos de centrifugação eppendorf de 1,5 ml, depois foi-lhe adicionado Ribozol e triturado novamente para preparar um homogenato de tecido.

A amostra foi centrifugada numa máquina de centrifugação a uma velocidade de 11000 rpm durante 20 minutos. Após a centrifugação, a fase aquosa formada na camada superior foi separada num novo tubo de centrifugação eppendorf. Em seguida, foi novamente tratada com álcool isoamílico e submetida a centrifugação para obter o pellet de ARN. Utilizou-se etanol a 75% de grau molecular para lavar o sedimento e deixou-se secar. Após um período definido de secagem, o sedimento de ARN resultante foi ressuspenso em 30 pl de soluções de armazenamento de ARN. Foi incubado a 56°C durante 10 a 15 minutos e depois armazenado a -80°C até nova utilização.

Todas as amostras de ARN extraídas foram quantificadas num biofotómetro, medindo a absorvância a 260 e 280 nm de comprimento de onda (A260 e A280) em relação a água sem nuclease como branco.

Síntese do cDNA

As amostras de ARN extraídas foram utilizadas como modelos para a síntese da primeira cadeia de ADNc. No presente estudo, foi utilizado um kit de síntese de cDNA de primeira cadeia fabricado pela Thermo Scientific e as instruções estabelecidas pelo fabricante foram rigorosamente seguidas durante todo o processo de síntese de cDNA utilizando primers de hexâmeros aleatórios. Num tubo de microcentrifugação de 200 pl foram adicionados os seguintes elementos: ARN modelo quantificado (4-5 pg/reação), 1 pl de iniciador de hexâmero aleatório e, em seguida, o volume total foi ajustado para 11 pl mediante a adição de água tratada com DEPC. A desnaturação para IBD foi efectuada a 95°C. Esta mistura foi depois sujeita a incubação a 65°C durante 5 minutos num termociclador. De seguida, foi arrefecida em gelo.

Quadro 3: Mastermix para a síntese da primeira cadeia de cDNA.

Tampão de reação 5X	4 pl
Inibidor de RNase Ribolock (20u/pl)	1 pl
10 mMdNTP mix	2 pl

Transcriptase reversa M-MuLV (20u/pl)	2 pl

A mistura principal foi adicionada a cada tubo de modo a que o volume final fosse de 20 pl. Este foi então incubado durante 5 minutos a 25°C, seguido de 60 minutos a 37°C e 5 minutos a 72°C num termociclador. Os produtos finais foram armazenados a -80°C para procedimentos a jusante.

Amplificação por reação em cadeia da polimerase

A IBD e a ND foram amplificadas utilizando o iniciador mencionado no quadro 3.1, a mistura principal de PCR mencionada no quadro 3.3 e mantendo as condições do perfil térmico indicadas no quadro 5.

Os seguintes reagentes foram adicionados a um tubo PCR de parede fina de 200 pl:

Tabela 4: Mistura PCR para IBD e ND.

Tampão PCR 10X	2,5 pl
Primário direto (20 pmol/pl)	1.0 pl
Primer inverso (20 pmol/pl)	1.0 pl
10 mMdNTPs	0,60 pl
Cdna	1 pl
Taq DNA polimerase (5U/pl) (Fermentas)	0,2pl
Água sem nuclease para fazer	25 pl

Os conteúdos foram misturados corretamente através de uma breve centrifugação e incubados num termociclador utilizando as seguintes condições.

Tabela 5: Perfil térmico para IBD e ND.

PASSOS	**DII**	**ND**	
Desnaturação inicial	95 °C - 5 min	95 °C - 5 min	
Desnaturação	95 °C - 1 min	95 °C - 1 min	Ciclo 130 y

Recozimento	52 °C - 1 min	53 °C - 1 min
Extensão	72 °C - 1 min	72 °C - 2 min
Extensão final	72 °C - 10 min	72 °C - 10 min

Confirmação de amplicões PCR para IBD e ND

A confirmação dos produtos da PCR foi efectuada em eletroforese em gel de agarose, utilizando um gel de agarose a 1,5% com brometo de etídio.

Em resumo, o tabuleiro de gel casting foi preparado colocando um pente na ranhura que contém os poços. Preparou-se um volume de 30 ml de gel de agarose adicionando 0,45 g de agarose a 30 ml de TBE 1X. O gel de agarose foi derretido num forno de micro-ondas durante 1 minuto. Em seguida, a agarose fundida foi arrefecida a 56°C e adicionou-se 1 gl (10mg/ml) de brometo de etídio. Após mistura adequada, foi vertido no tabuleiro de moldagem do gel. Em seguida, verteu-se TBE 1X no tabuleiro de moldagem do gel até o gel ficar submerso e o pente foi retirado cuidadosamente. Em seguida, 10 gl de cada produto amplificado pela PCR foram misturados com 2 gl de corante de carga 6X e colocados nos poços. Juntamente com os produtos amplificados da PCR, foram carregados 5 gl de 100 bpDNA ladder e colocados paralelamente aos produtos amplificados da PCR. A eletroforese foi efectuada a 80 V durante 1 hora. O gel foi então visualizado num transiluminador UV.

Extração de ADN para a varíola aviária

O ADN total foi extraído de amostras de tecidos utilizando o reagente comercial Tris HCl, dodecil citrato de sódio, NaCl, EDTA (TENS) (Amresco) e proteinase K, de acordo com as instruções do fabricante.

Cerca de 50 a 70 mg de amostra de tecido foram triturados com um micro pilão esterilizado em tubos de centrifugação eppendorf de 1,5 ml, depois adicionou-se TENS e proteinase K e triturou-se novamente para preparar um homogenato de tecido que lisa eficazmente as células e os núcleos e liberta o ADN fortemente ligado à cromatina.

A amostra foi mantida em banho-maria a 56°C durante 3 horas e misturada. A amostra misturada foi então agitada em vórtice durante algum tempo. Seguiu-se a centrifugação numa máquina de centrifugação a uma velocidade de 13000 rpm durante 5 minutos. A fase aquosa agora formada na camada superior foi separada num novo tubo de centrifugação eppendorf.

Em seguida, foi novamente tratada com fenol-clorofórmio-álcool isoamílico (PCI) e submetida a centrifugação a 13000 durante 5 minutos. O sobrenadante foi transferido para outro tubo eppendorf. Em seguida, adicionou-se isopropanol ao sobrenadante para precipitar o ADN e manteve-se durante a noite. A amostra foi novamente centrifugada a 12000 rpm durante 20 minutos e o sobrenadante foi vertido suavemente sem perturbar o sedimento. Utilizou-se etanol a 70% de grau molecular para lavar o sedimento e deixou-se secar. Após um período definido de secagem, o sedimento de ADN resultante foi ressuspenso em 25 pl de soluções de armazenamento de ADN. Seguiu-se a adição de tampão TE (Tris e EDTA) contendo RNase a 20 pg/ml para dissolver o ADN. Incubou-se à temperatura ambiente durante 20 ou 4°C durante 1 hora e depois armazenou-se a -80°C até utilização posterior.

Todas as amostras de ADN extraídas foram quantificadas no Biofotómetro, medindo a absorvância nos comprimentos de onda de 260 e 280 nm (A260 e A280) contra água sem nuclease como branco.

Amplificação por reação em cadeia da polimerase:

A varíola aviária foi amplificada utilizando o iniciador mencionado no quadro 2, a mistura principal de PCR mencionada no quadro 6 e mantendo as condições do perfil térmico mencionadas no quadro 7.

Os seguintes reagentes foram adicionados a um tubo PCR de parede fina de 200 pl:

Quadro 6: Mistura PCR para a varíola aviária.

Tampão PCR 10X	2,5 pl
Primário direto (20 pmol/pl)	1.0 pl
Primer inverso (20 pmol/pl)	1.0 pl
10 mMdNTPs	0,60 pl
Modelo de ADN	1.0 pl
Taq DNA polimerase (5U/pl) (Fermentas)	0,2pl
Água sem nuclease para fazer	25 pl

Os conteúdos foram misturados corretamente através de uma breve centrifugação e incubados num termociclador nas seguintes condições:

Quadro 7: Perfil térmico para a varíola das galinhas.

Passos		r32 ciclos
Desnaturação	94°C - 5 minutos	

Recozimento	60°C - 1 minuto	
Extensão	72°C - 1 minuto	

Confirmação de amplicons PCR para varíola aviária

A confirmação dos produtos da PCR foi efectuada por eletroforese em gel de agarose, utilizando um gel de agarose a 1,5% com brometo de etídio. Preparou-se um volume de 30 ml de gel de agarose, adicionando 0,45 g de agarose a 30 ml de TBE 1X. O gel de agarose foi derretido num forno de micro-ondas durante 1 minuto. Em seguida, a agarose fundida foi arrefecida a 56°C e foi adicionado 1 pl (10mg/ml) de brometo de etídio. Após mistura adequada, foi vertido no tabuleiro de moldagem do gel. Em seguida, verteu-se TBE 1X no tabuleiro de moldagem do gel até o gel ficar submerso e o pente foi retirado cuidadosamente. Em seguida, 10 pl de cada produto amplificado pela PCR foram misturados com 2 pl de corante de carga 6X e colocados nos poços. Juntamente com os produtos amplificados da PCR, foram carregados 5 pl de 100 bpDNA ladder e colocados paralelamente aos produtos amplificados da PCR. A eletroforese foi efectuada a 80 V durante 1 hora. O gel foi então visualizado num transiluminador UV.

Capítulo 3

RESULTADOS

Durante o período de agosto de 2015 a abril de 2016, foi examinado um total de 370 carcaças de frango. Após um exame e estudos cuidadosos, 109 (29,46%) casos foram diagnosticados como doenças virais. Três doenças importantes, nomeadamente a doença de Newcastle, a doença infecciosa da bursa e a varíola aviária, ocorreram principalmente nesta região. Durante este período de estudo, registou-se a maior incidência de casos de doença de Newcastle (15,14%), seguida da doença bursal infecciosa (12,97%) e da varíola aviária (1,81%). O maior número de casos foi registado no grupo etário das 3-6 semanas (33,03%), seguido do grupo etário das 6-9 semanas (28,44%), 9-12 semanas (17,43%), 1-3 semanas (14,68%) e acima das 12 semanas (6,42%). O nome da doença viral, o número total de casos examinados, a idade das aves, o número de casos confirmados e a percentagem de incidência registada durante o presente período de estudo são apresentados no Quadro 8 e nas Figuras 1 e 2.

As conclusões pormenorizadas sobre a epidemiologia, a história clínica, as alterações macroscópicas e microscópicas e as técnicas moleculares das doenças virais das galinhas diagnosticadas durante a presente investigação são descritas a seguir:

1. Doença de Newcastle (ND)

Epidemiologia

A maior incidência de doenças virais registada durante o estudo foi a doença de Newcastle. Observou-se que a doença afectava todos os grupos etários das galinhas. No entanto, os casos máximos registaram-se nos grupos etários das aves com 6-9 semanas de idade (35,71%). A percentagem de morbilidade variou entre 35-50%, enquanto a percentagem de mortalidade variou entre 25-35% durante o período da presente investigação.

Quadro 8: Ocorrência geral de doenças virais das galinhas em Shillong e arredores, Meghalaya: distribuição por idades e

incidência proporcional.

Nome da doença	Número de carcaças examinadas	Número de casos suspeitos	Idade das aves (semanas)	Número de casos confirmados	Incidência proporcional%

			1-3	3-6	6-9	9-12	>12		
ND	370	87	7 (12.50)	12 (21.43)	20 (35.71)	11 (19.64)	6 (10.71)	56	15.14
IBD		75	9 (18.75)	23 (47.92)	10 (20.83)	6 (12.50)	-	48	12.97
VARÍOLA		21	-	1 (20.00)	1 (20.00)	2 (40.00)	1 (20.00)	5	1.81
Total	**370**	**183**	**16 (14.68)**	**36 (33.03)**	**31 (28.44)**	**19 (17.43)**	**7 (6.42)**	**109**	**29.46**

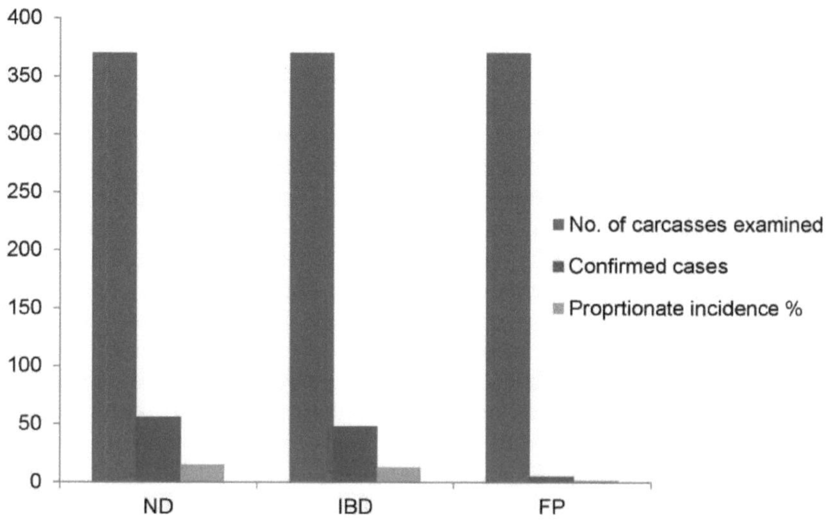

Fig 1: Representação gráfica da ocorrência de doenças virais das galinhas em Shillong e arredores, Meghalaya.

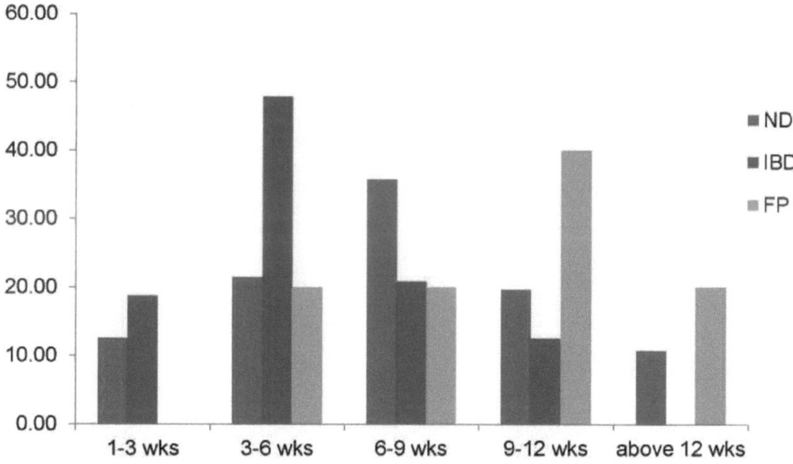

Fig 2: Representação gráfica da distribuição etária das doenças virais em galinhas em Shillong e arredores, Meghalaya.

Achados clínicos

Na maioria dos casos, as aves estavam emaciadas, deprimidas, com respiração difícil e outros sinais respiratórios como tosse, espirros e corrimento nasal (Fig. 3). A diarreia esverdeada ou esbranquiçada era um achado frequente. As galinhas poedeiras põem ovos de casca mole ou registam uma queda acentuada da produção de ovos. A cara e a cabeça, incluindo os barbilhões, apresentavam edema em algumas galinhas. Foram também observados sinais nervosos como torcicolo e paralisia. Em muitos casos, as galinhas morreram subitamente sem apresentar quaisquer sintomas.

Exame patológico

Resultados brutos

Na maioria das aves, as pálpebras inferiores estavam congestionadas e inchadas, levando a conjuntivite (Fig. 4). As lesões macroscópicas mais comuns registadas durante o presente estudo foram hemorragias pontuais nas pontas das glândulas proventriculares (Fig. 5), enquanto em alguns casos se verificaram congestão, petéquias e equimoses na mucosa do proventrículo (Fig. 6). Em muitas das aves afectadas, as amígdalas cecais apresentavam-se frequentemente hemorrágicas e necrosadas (Fig. 7). Foram também observadas úlceras necróticas hemorrágicas e enterite com exsudados nos intestinos (Fig. 8 e 9). Na maioria das aves, os baços estavam aumentados, friáveis, mosqueados e de cor vermelha escura (Fig. 10). A traqueíte hemorrágica com exsudados catarrais também estava presente em muitas galinhas (Fig. 11). Os pulmões estavam maioritariamente congestionados, edematosos e hemorrágicos (Fig. 12). Em alguns frangos, havia pâncreas aumentados, congestionados e necróticos (Fig. 13). Os rins de muitas aves estavam inchados, congestionados e hemorrágicos (Fig. 14).

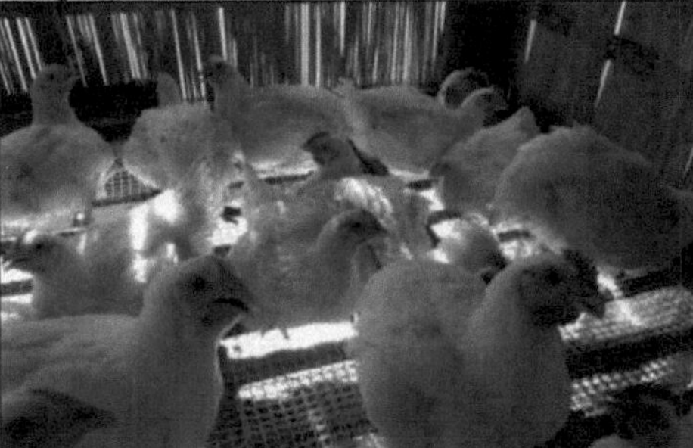

Fig. 3:Aves afectadas pela ND mostrando depressão, emaciação e sinais respiratórios.

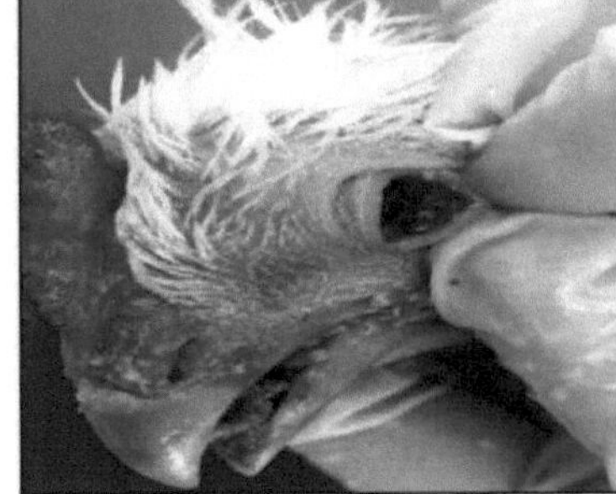

Fig. 4: Pálpebra inferior inchada e congestionada.

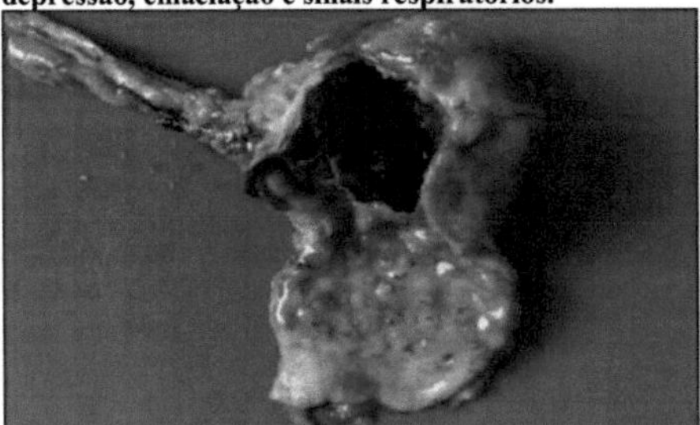

Fig. 5: Hemorragias pontuais na ponta das glândulas proventriculares.

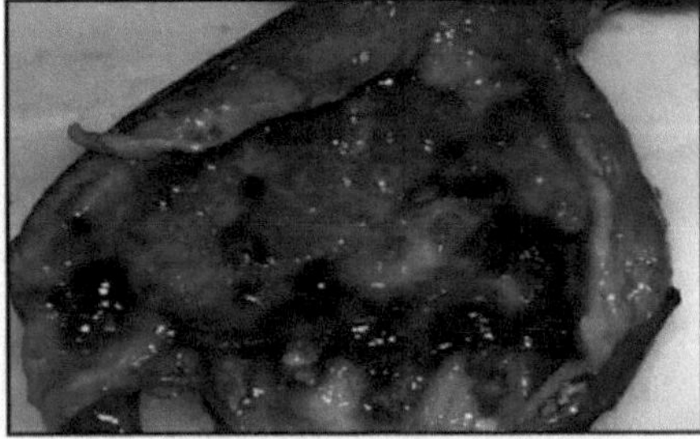

Fig. 6: Petéquias e equimoses na mucosa do proventrículo.

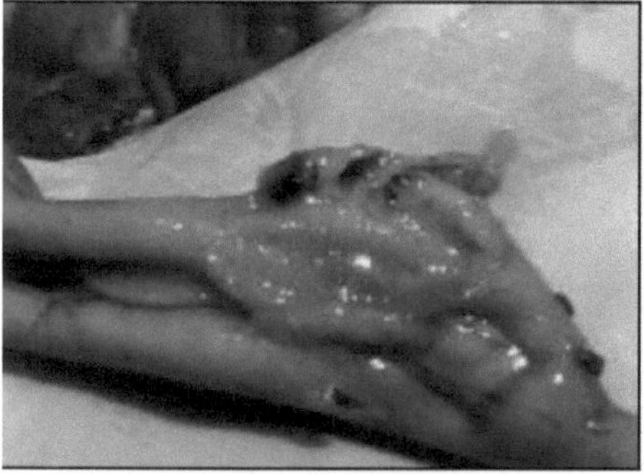

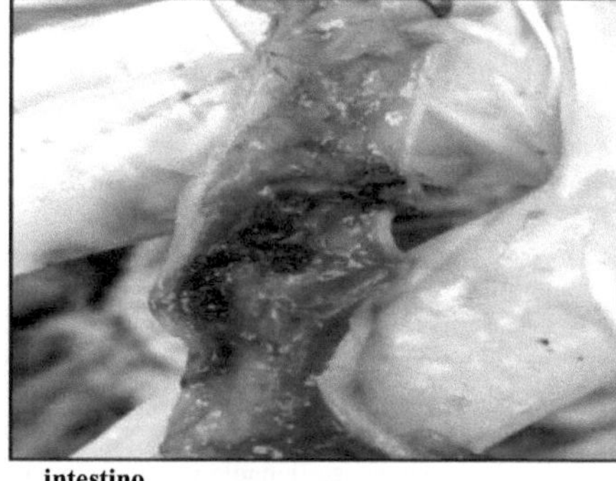

Fig. 7: Hemorragias na amígdala cecal.

Fig. 8: Úlceras necróticas hemorrágicas no intestino.

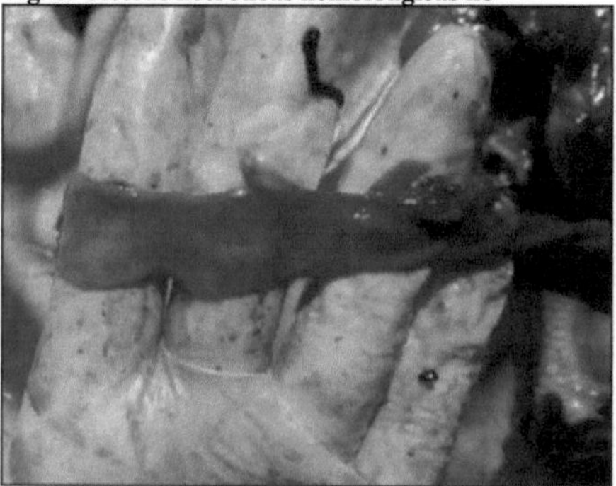

Fig. 9: Enterite hemorrágica com exsudados

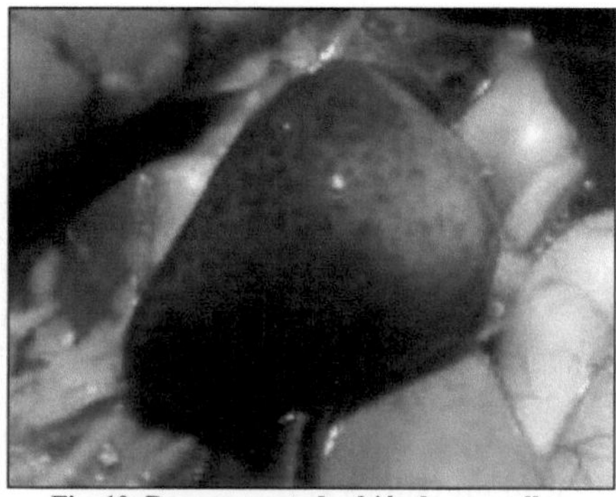

Fig. 10: Baço aumentado, friável e vermelho-escuro ou mosqueado

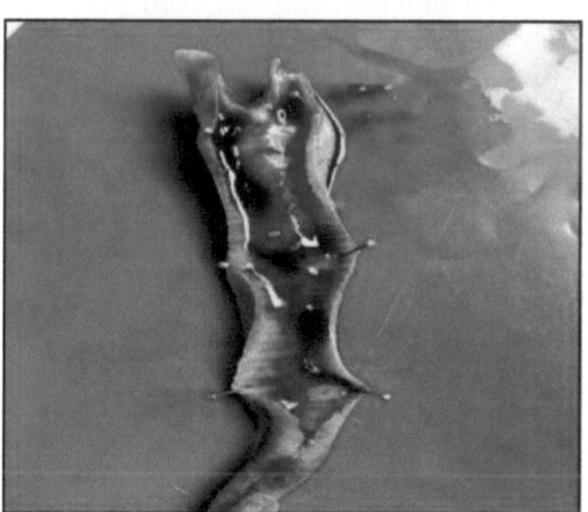

Fig. 11: Traqueíte hemorrágica, congestão com exsudados catarrais.

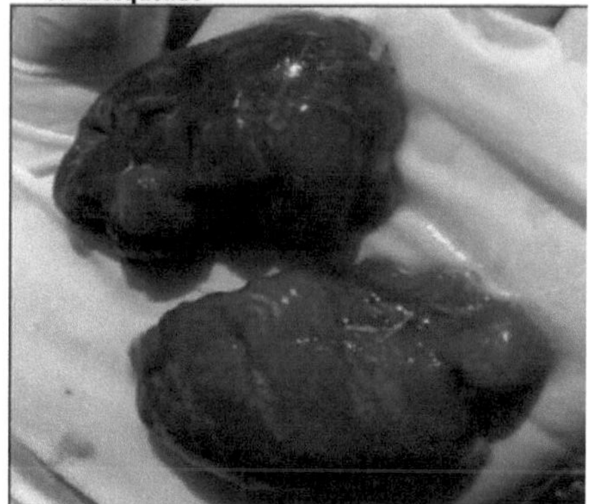

Fig. 12: Pulmões congestionados, edematosos e hemorrágicos.

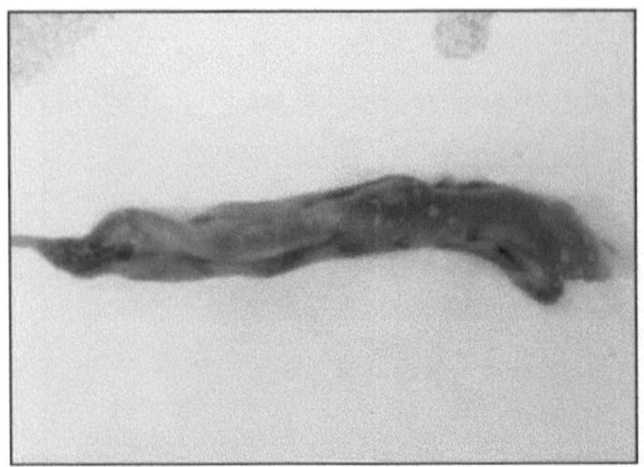

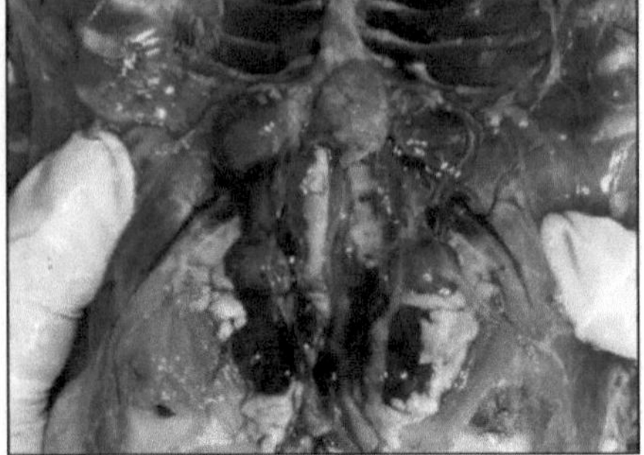

Fig. 14: Rins inchados, congestionados e com hemorragia. **Fig. 13: Pâncreas aumentado, congestionado e necrosado.**

Achados histopatológicos

A maioria dos casos apresentava enterite hemorrágica com infiltração de células mononucleares na mucosa e submucosa, enquanto em alguns casos havia congestão e necrose dos enterócitos do intestino. Foram observadas hemorragias e alterações necróticas na mucosa e submucosa do proventrículo em muitos casos (Fig. 15). As amígdalas cecais revelaram hemorragias, infiltração de heterófilos na lâmina própria, depleção linfoide e alterações necróticas (Fig. 16). Na maioria dos casos, as secções do baço mostraram depleção e necrose de linfócitos (Fig.
17) . Os pulmões apresentavam congestão acentuada e hiperplasia das células linfóides para-brônquicas, juntamente com hipertrofia das células epiteliais brônquicas e infiltração linfocítica (Fig.
18) . Em algumas aves, observou-se descamação da mucosa traqueal com perda de cílios, congestão e hemorragias (Fig. 19). Os rins de algumas aves revelaram congestão, hemorragias e nefrite intersticial. As secções cerebrais de alguns frangos revelaram encefalite não supurativa e manguitos perivasculares (Fig. 20).

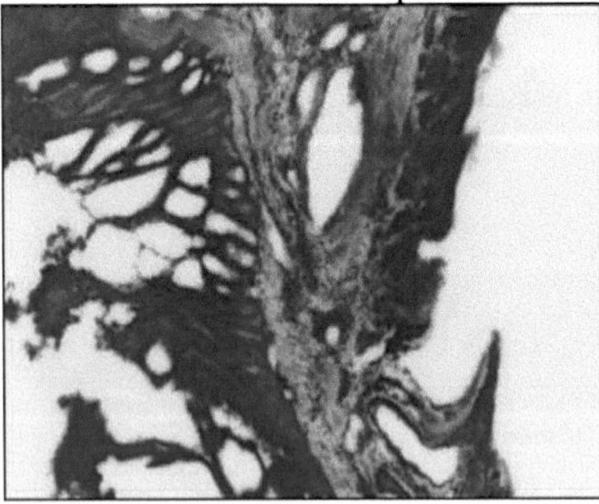

Fig. 15: Hemorragias e necrose da mucosa no proventrículo (H&E, 200).

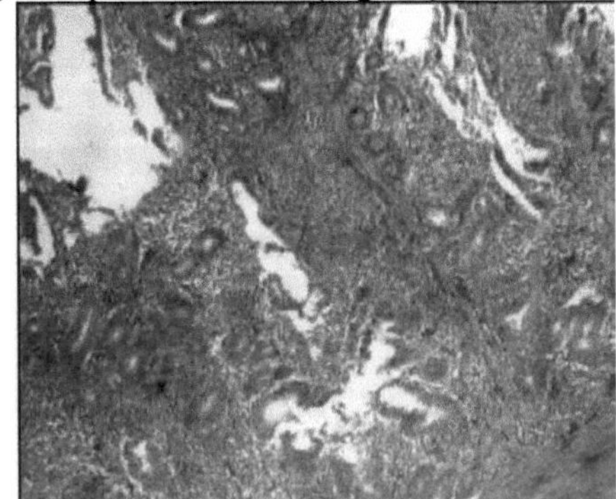

Fig. 16: Amígdala cecal com hemorragias e alterações necróticas (H&E, 200)

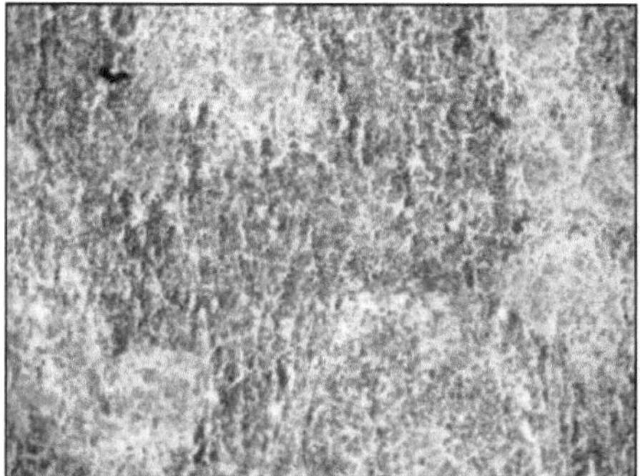

Fig. 17: Necrose e depleção linfocítica no baço (H&E, 200).

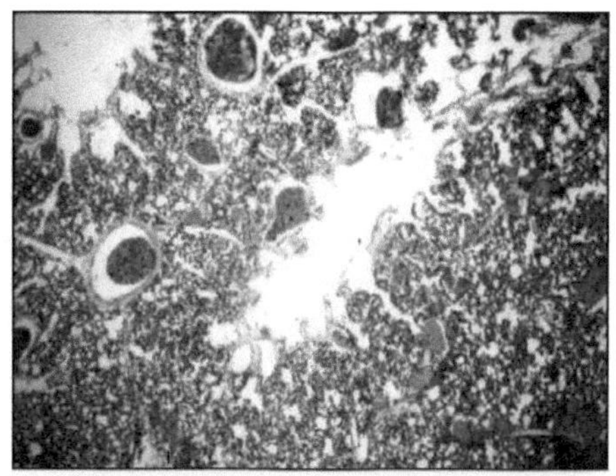

Fig. 18: Congestão, hiperplasia linfoide para-brônquica (H&E, 200).

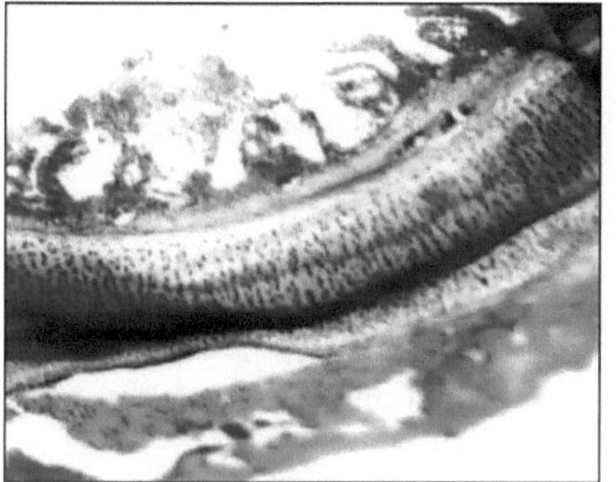

Fig. 19: Congestão, hemorragias e perda de cílios na mucosa traqueal (H&E, 200).

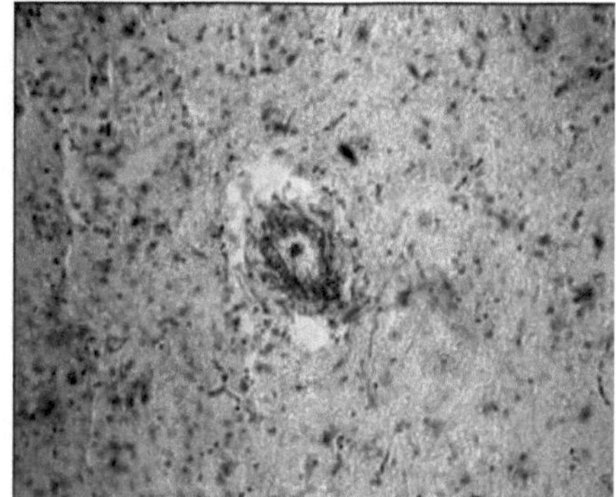

Fig. 20: Encefalite não supurativa e manguito perivascular no cérebro (H&E, 200).

Diagnóstico

O diagnóstico clínico foi feito com base na história clínica dos responsáveis das explorações, nos sinais clínicos registados e nas lesões macroscópicas e microscópicas das galinhas afectadas. Subsequentemente, após o exame clínico-patológico, foi efectuada a amplificação por RT-PCR do gene que codifica a proteína F utilizando iniciadores específicos, de acordo com Ebrahimi *et al.* (2012). Foram testadas amostras de tecido que incluíam proventrículo, baço, pulmões e fígado de um total de 87 casos suspeitos clinicamente de DN para deteção do gene F. Apareceu uma banda clara e distinta do produto de RT-PCR na posição de 1662 pb com a escada de ADN padrão de 1 kb passada por eletroforese em gel de agarose a 1,5% (Fig. 21). Dos 87 casos clinicamente suspeitos de ND, 56 casos foram considerados positivos para o genoma viral do NDV.

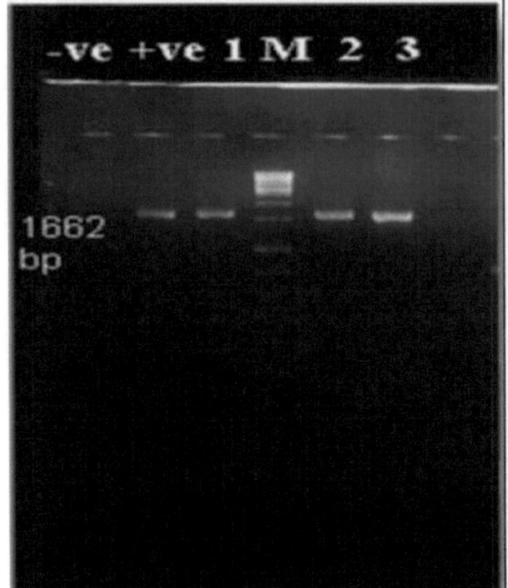

Fig. 21: Eletroforese em gel de agarose a 1,5% corada com brometo de etídio, mostrando os produtos de PCR (1662 pb) do vírus da ND em amostras de tecido.

2. Doença infecciosa da bursa (IBD)

Epidemiologia

Registou-se um máximo de casos de IBD (47,92%) em frangos com 3-6 semanas de idade, seguidos de frangos com 6-9 (20,83%), 1-3 (18,75%) e 9-12 (12,50%) semanas de idade (Quadro 8). Verificou-se que a doença ocorre durante todo o ano. A percentagem de morbilidade variou entre 3,5 e 5,4%, enquanto a percentagem de mortalidade variou entre 38,5 e 52,6% durante o período em estudo.

Achados clínicos

A maior parte das aves infectadas com IBD apresentavam anorexia, embotamento, depressão, relutância em se moverem (Fig. 22), penas desgrenhadas e diarreia branca amarelada ou amarela esverdeada. Na maioria dos casos, o respiradouro estava sujo com depósitos de urato e observou-se que as galinhas tinham tendência para bicar o respiradouro.

Exame patológico

Resultados brutos

O exame post-mortem das aves revelou hemorragias e descoloração escura na coxa e na musculatura peitoral (Fig. 23). Na maioria dos casos, a bursa estava aumentada, inchada e congestionada (Fig. 24), com acumulação de exsudados mucóides espessos e cremosos ou queijosos (Fig. 25 e 26), enquanto, nalguns casos, havia exsudados gelatinosos à volta da bursa (Fig. 27). A maioria das aves apresentava congestão e hemorragias na mucosa proventricular, enquanto alguns casos apresentavam congestão e hemorragias na junção entre o proventrículo e a moela (Fig. 28). As glândulas do timo estavam aumentadas, congestionadas e hemorrágicas na maioria dos frangos (Fig. 29). O baço, na maioria dos casos, estava aumentado, congestionado e com um aspeto mosqueado (Fig. 30). A maioria dos fígados apresentava um aumento de volume e depósitos de fibrina à superfície, enquanto nalguns frangos se observavam hemorragias pontuais. Na maioria dos casos, os rins estavam aumentados, congestionados e inchados com túbulos proeminentes (Fig. 31) e ureteres distendidos devido a depósitos de urato. Em muitos casos, os pulmões estavam congestionados, edematosos e pneumónicos. Em alguns casos, as amígdalas cecais apresentavam lesões necróticas. O hidroperitoneu e o hidroperitoneu também foram observados em poucos casos; no entanto, estes achados não eram consistentes.

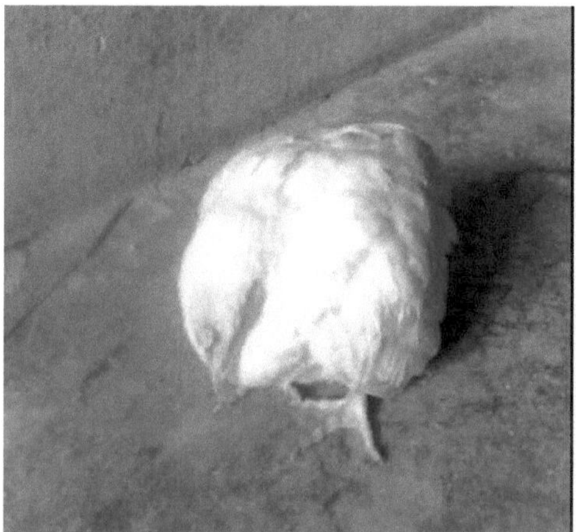

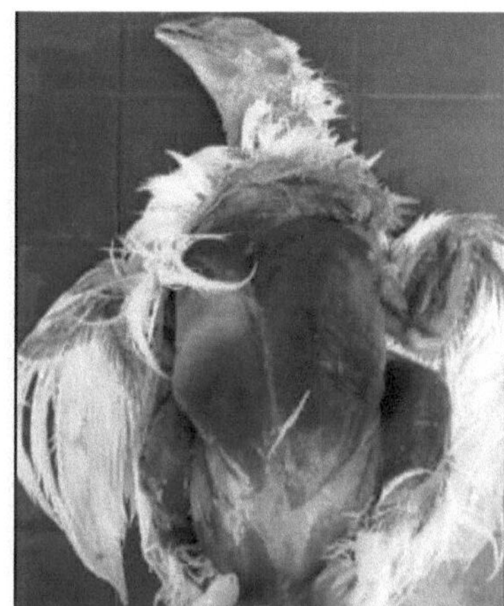

Fig. 22: Ave afetada por DII, sem brilho, deprimida e com relutância em mover-se.
Fig. 23: Hemorragias na coxa e nos músculos peitorais.

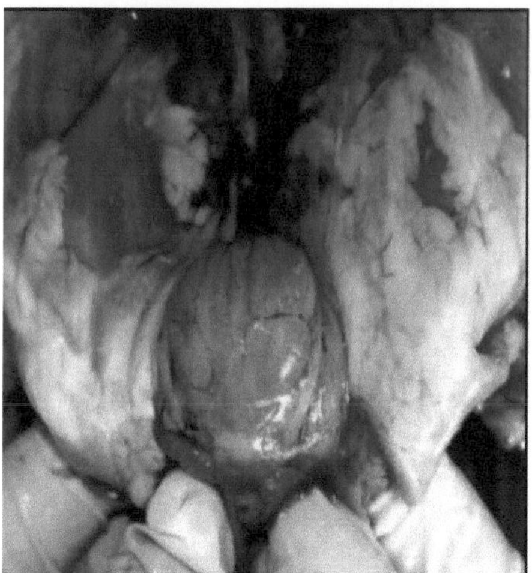

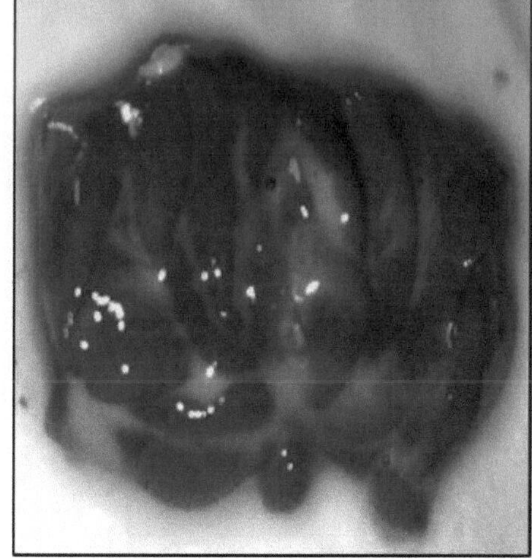

Fig. 24: Bursa alargada, congestionada e inchada
Fig. 25: Bursa congestionada e inchada com exsudado cremoso espesso.

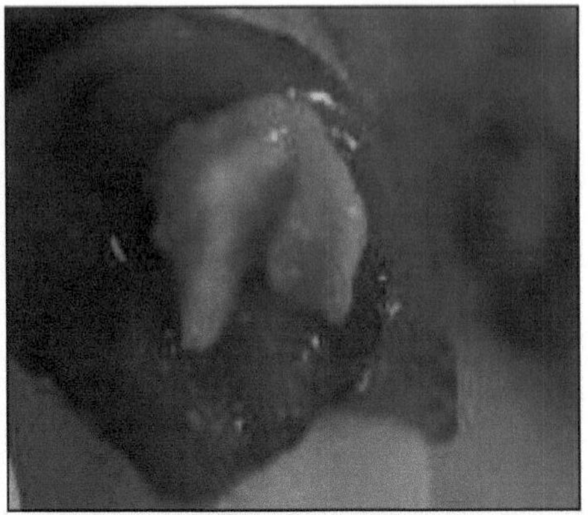

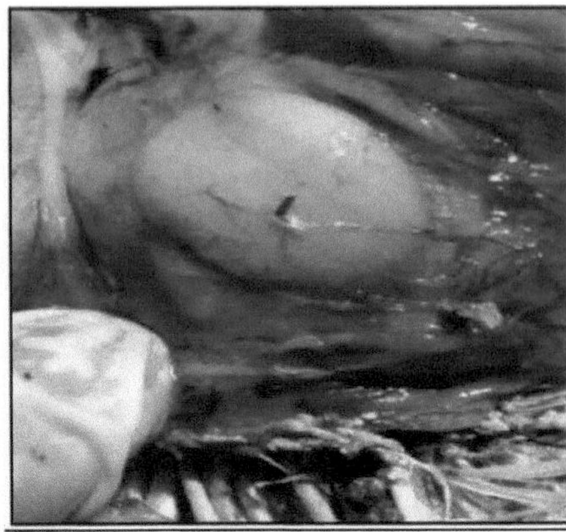

Fig. 26: Bursa dilatada e inchada com exsudado espesso de queijo.
Fig. 27: Bursa alargada com exsudado gelatinoso à sua volta.

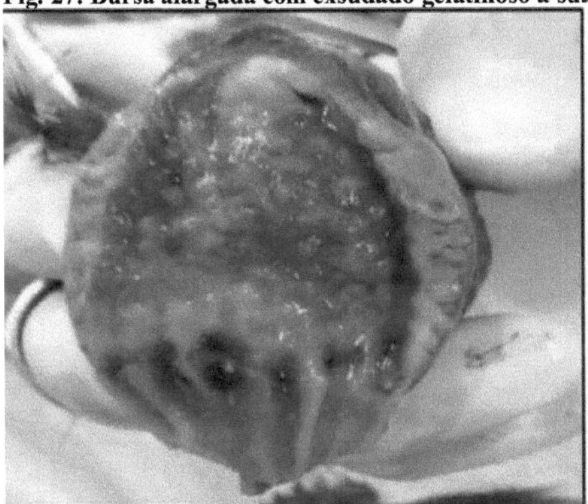

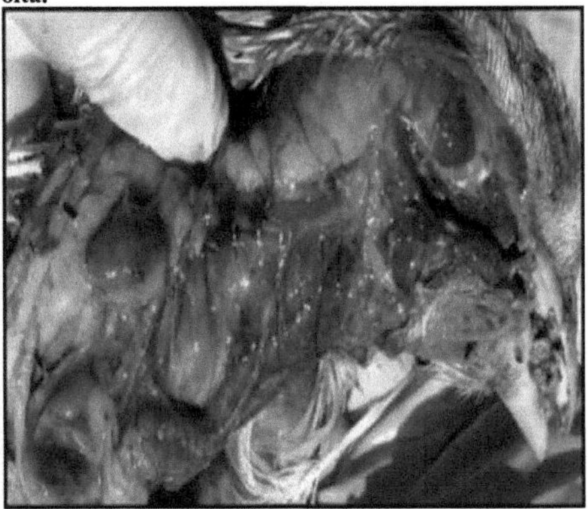

Fig. 29: Timo inchado e congestionado
Fig. 28: Congestão e hemorragias na junção do proventrículo e da moela.

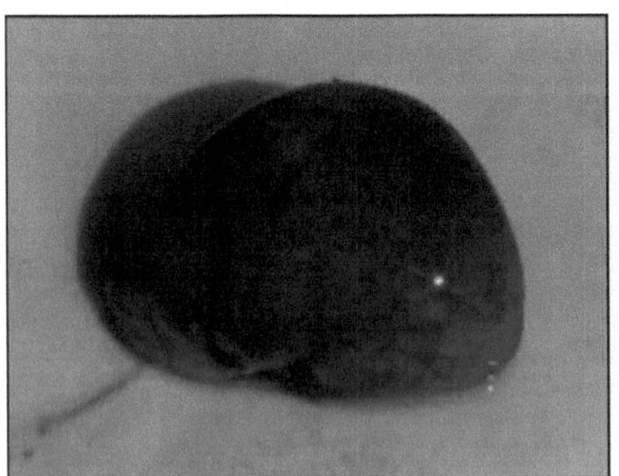

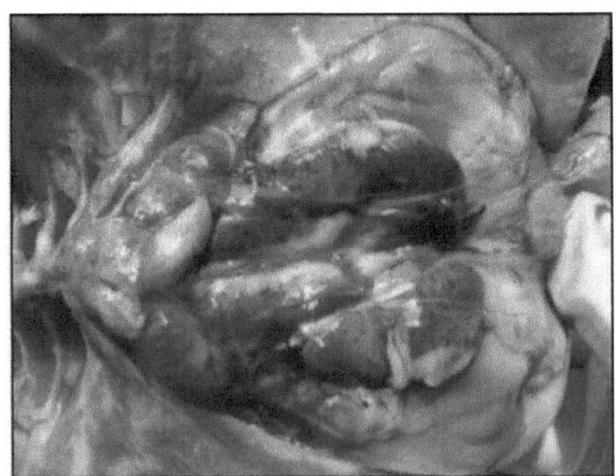

Fig. 31: Rins congestionados, aumentados e inchados com túbulos proeminentes.
Fig. 30: Baço aumentado, congestionado e mosqueado

Achados histopatológicos

Na maioria dos casos, o exame microscópico da bursa de Fabricius revelou congestão, depleção linfoide completa nos folículos, levando à formação de quistos cheios de detritos necróticos, heterófilos e hemorragias no tecido interfolicular (Figs. 32, 33 e 34). Em alguns casos, foram também registadas áreas de exsudado, detritos necróticos com infiltração heterofílica e linfocítica grave no lúmen bursal (Fig. 35). Também foram observadas hemorragias e alterações necróticas com depleção linfoide nas amígdalas cecais (Fig. 36). Na maioria dos casos, o baço apresentava depleção de linfócitos, congestão e áreas focais ou difusas de hemorragia (Fig. 37). Foi observada uma congestão grave na zona parabrônquica dos pulmões (Fig. 38). As secções renais revelaram congestão no interstício, degeneração do epitélio tubular e deposição de uratos no lúmen tubular (Fig. 39). Nas secções do fígado, verificou-se congestão, degeneração dos hepatócitos e agregações linfóides nas áreas portais.

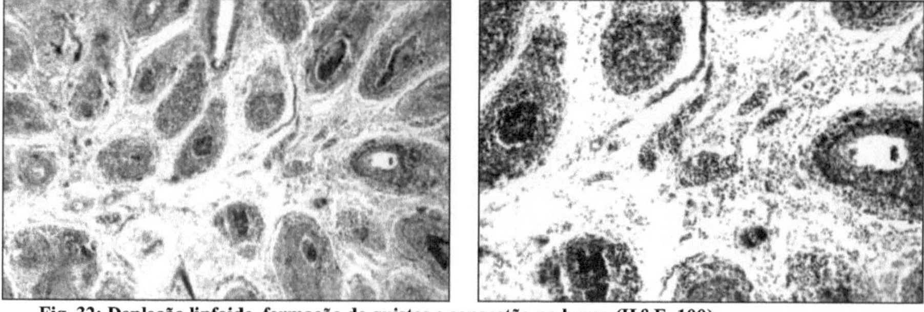

Fig. 32: Depleção linfoide, formação de quistos e congestão na bursa (H&E, 100)
Fig. 33: Depleção linfoide, formação de quistos e congestão na bursa (H&E, 200)

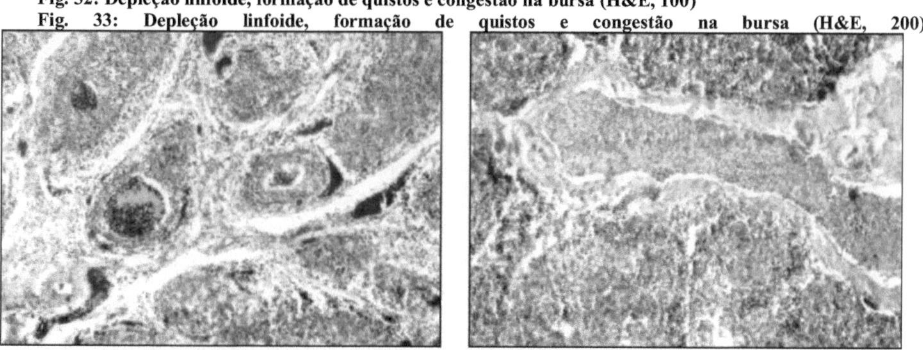

Fig. 34: Hemorragias nos folículos e espaços interfoliculares (H&E, 200).
Fig. 35: Exsudados e detritos necróticos no lúmen bursal (H&E, 200).

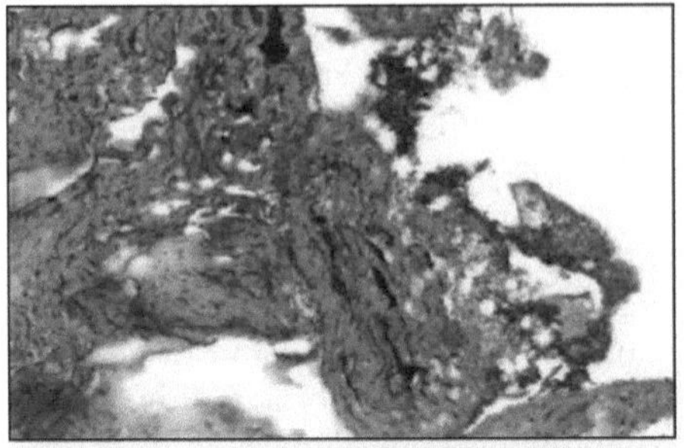

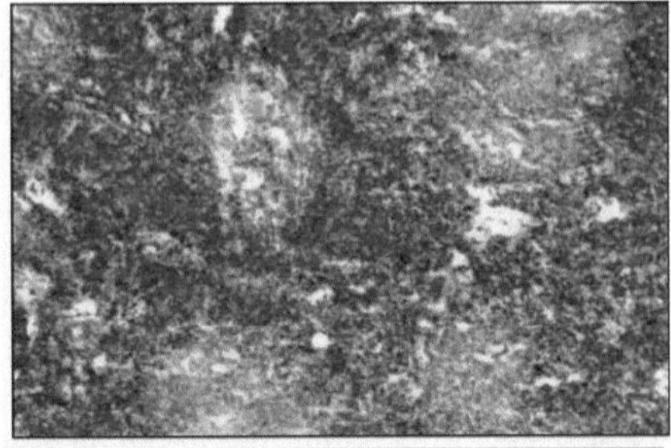

Fig. 37: Depleção linfoide no baço (H&E, 200).
Fig. 36: Alterações necróticas e hemorrágicas na amígdala cecal (H&E, 200).

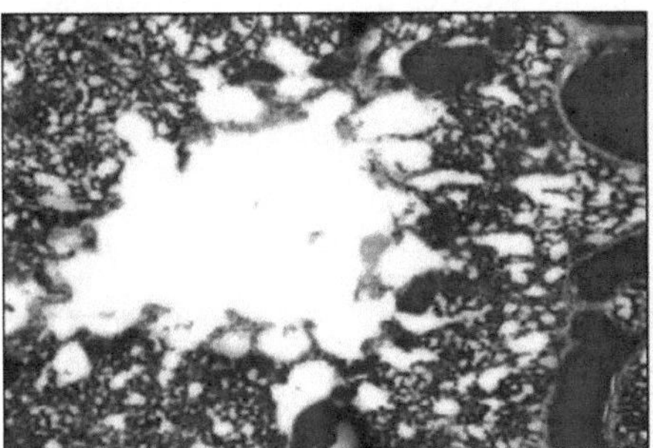

Fig. 38: Congestão grave na área parabrônquica dos pulmões (H&E, 400).

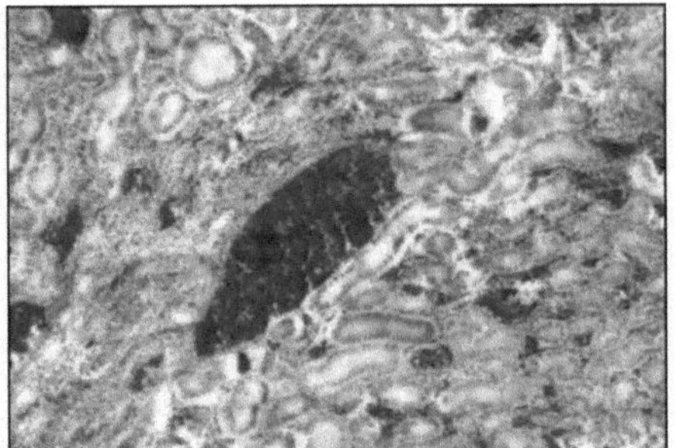

Fig. 39: Congestão e depósitos de urato no lúmen dos túbulos do rim (H&E, 200).

Diagnóstico

A doença foi diagnosticada clinicamente com base na história clínica dos responsáveis das explorações, nos sinais clínicos registados e nas lesões macroscópicas e microscópicas das galinhas afectadas. Os testes de deteção baseados em ácidos nucleicos, como a RT-PCR, foram utilizados para a deteção de vírus. A amplificação por RT-PCR do gene que codifica a proteína VP2 foi efectuada utilizando iniciadores específicos, de acordo com Liu *et al.* (1994). Amostras de tecido, incluindo a bursa, o baço, o timo e o fígado, de um total de 75 casos clinicamente suspeitos de DII, foram testadas para a deteção do gene F. Dos 75 casos suspeitos de DII, 48 foram considerados positivos. Apareceu uma banda clara e distinta do produto RT-PCR na posição de 643 pb com a escada de ADN padrão de 100 pb passada por eletroforese em gel de agarose a 1,5% (Fig. 40).

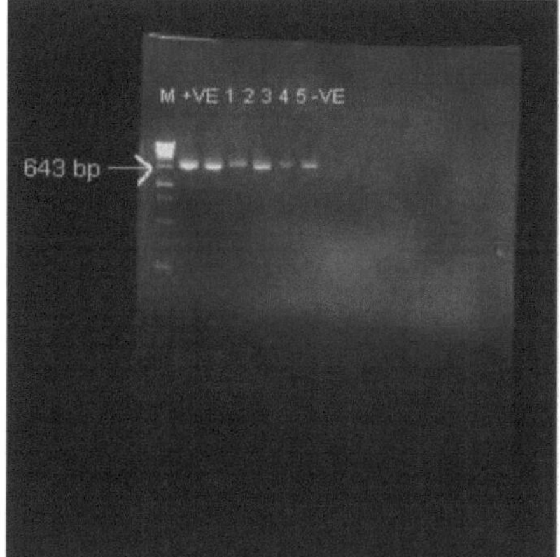

M =MARKER (100 bp)
-VE =NEGATIVE CONTROL
+VE =POSITIVE CONTROL
1 = PYN 1
2 =PYN 2
3 =PYN 3
4 =PYN 2B
5 =DIO 3

Fig. 40: Eletroforese em gel de agarose a 1,5% corada com brometo de etídio mostrando os produtos de PCR (643 pb) do vírus da IBD em amostras de tecido.

3. Varíola aviária (FP)

Epidemiologia

Observou-se que a doença (forma cutânea da varíola das galinhas) afectava sobretudo galinhas com 9-12 semanas de idade durante o presente estudo. Também se verificou que ocorre durante todo o ano. A percentagem de mortalidade registada foi muito baixa. Não foi observada nenhuma forma difterítica da doença durante o período do presente estudo.

Achados clínicos

As galinhas afectadas eram anoréccticas, deprimidas e relutantes em mover-se devido a crescimentos nodulares semelhantes a verrugas na pálpebra que impediam a sua visão (Fig. 41). Em algumas aves, a produção de ovos foi afetada. A maioria das aves apresentava fraqueza, emaciação, dificuldade em engolir e respirar, problemas de visão, uma redução na produção de ovos, penas faciais sujas, conjuntivite e edema das pálpebras e a presença de crescimentos característicos semelhantes a verrugas nas partes da pele sem penas.

Exame patológico

Resultados brutos

As principais lesões macroscópicas registadas durante o presente período de estudo foram as projecções semelhantes a verrugas (crescimentos nodulares), que eram ásperas, grandes depois de coalescentes, de cor castanha a cinzenta na cara, nas pálpebras e nos bicos (Figs. 42 e 43), que eram características da forma cutânea da doença. No post mortem, alguns frangos apresentavam uma quilha proeminente devido à fome. No entanto, não se registaram lesões características da forma diftérica da doença durante o período de estudo.

Achados histopatológicos

O exame microscópico das secções de pele revelou degeneração hidrópica e epitélio hiperplásico do estrato espinhoso (Fig. 44). As células epiteliais hiperplásicas apresentavam degenerescência hidrópica (degenerescência em balão) e presença de grandes corpos de inclusão eosinofílicos - corpos de Bollinger (Fig. 45). Na maioria dos casos, havia congestão e áreas de necrose na camada superficial da pele (Fig. 46).

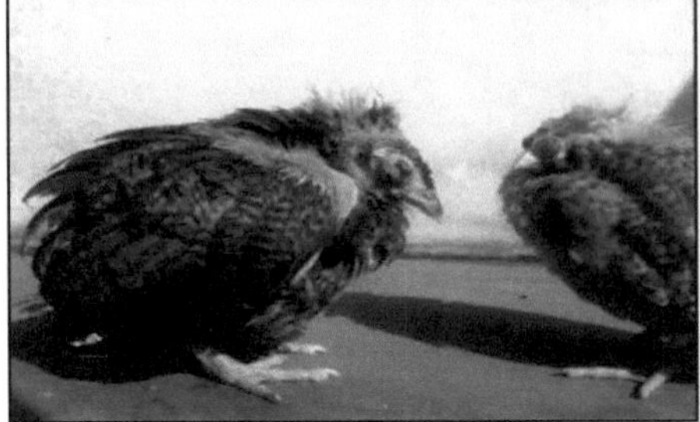

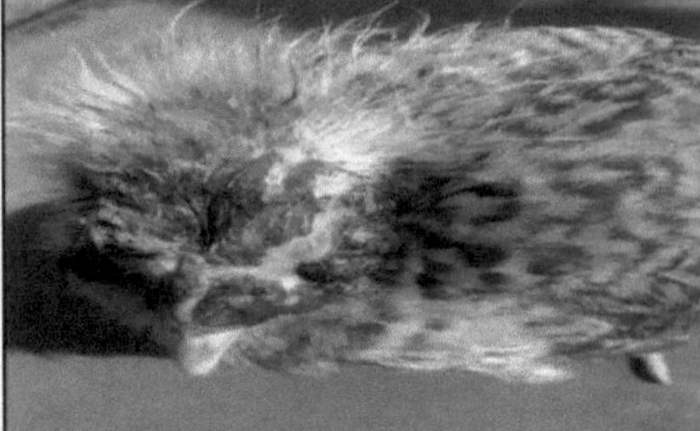

Fig. 41: Aves afectadas pela FP mostrando relutância em mover-se, anorexia e depressão.
Fig. 42: Crescimentos nodulares semelhantes a verrugas na face, no bico e nas pálpebras.

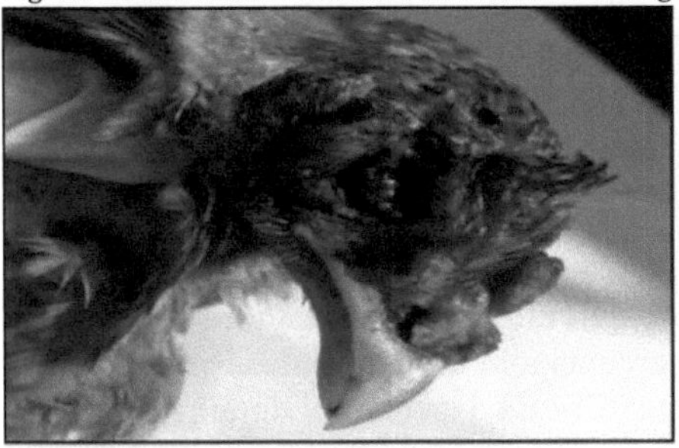

Fig. 44: Degeneração hidrópica e epitélio hiperplásico do estrato espinhoso (H&E, 200).

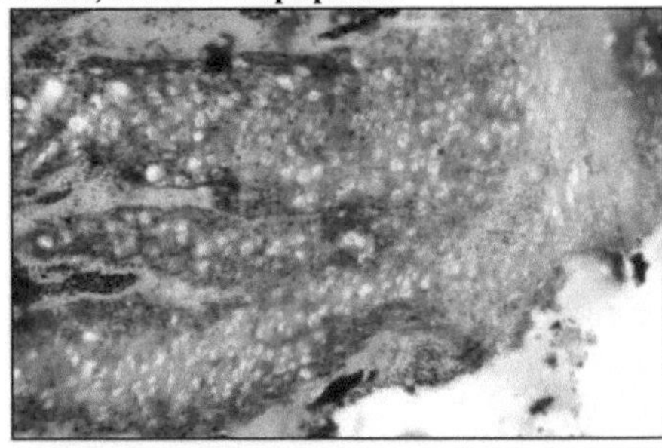

Fig. 43: Crescimentos nodulares semelhantes a verrugas na face, no bico e nas pálpebras.

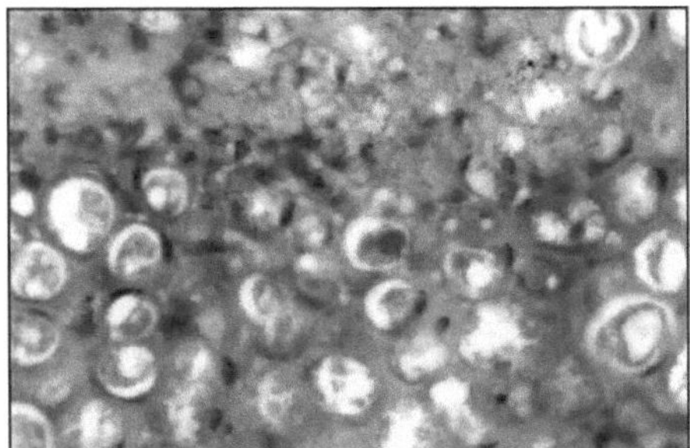

Fig. 45: Células epiteliais hiperplásicas mostrando degeneração hidrópica e corpos de inclusão eosinofílicos (H&E, 1000).

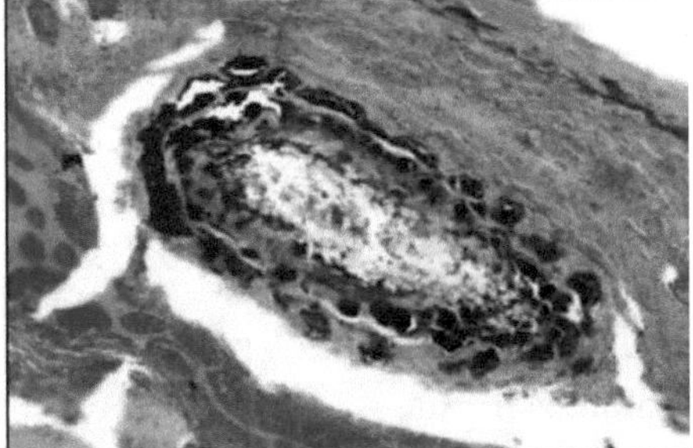

Fig. 46: Congestão e necrose na camada superficial da pele (H&E, 400).

Diagnóstico

O diagnóstico presuntivo foi efectuado pela presença de lesões grosseiras (nódulos semelhantes a verrugas) nas partes do corpo não cobertas por penas. A confirmação da doença foi efectuada por exame microscópico para deteção dos corpos de Bollinger característicos. Além disso, a reação em cadeia da polimerase (PCR) foi também utilizada para confirmar a doença. A amplificação por PCR do gene que codifica a proteína 4b foi efectuada utilizando iniciadores específicos de acordo com Binns *et al.* (1989). As amostras de tecido da pele afetada (nódulos semelhantes a verrugas, crostas e erosões em partes do corpo sem penas) de um total de 21 casos clinicamente suspeitos de varíola aviária foram testadas para deteção do gene 4b. Dos 21 casos suspeitos de varíola aviária, 5 casos foram considerados positivos para o genoma viral. Apareceu uma banda clara e distinta do produto da PCR na posição de 578 pb com a escada de ADN padrão de 100 pb passada por eletroforese em gel de agarose a 1,5% (Fig. 47).

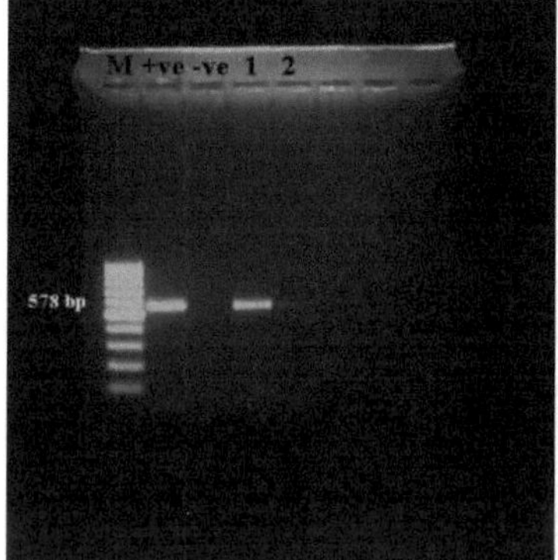

M = Marker (100 bp)
+ve = Positive control
-ve = Negative control
Lane 1 = Mts 1
Lane 2 = Ngn 2

Fig. 4.47: Eletroforese em gel de agarose a 1,5% corada com brometo de etídio que mostra os produtos de PCR (578 pb) do vírus da varíola das galinhas em amostras de tecido.

Capítulo 4

DISCUSSÃO

O presente estudo foi efectuado num total de 370 carcaças de frango examinadas, das quais 109 (29,46%) casos foram diagnosticados como doenças virais. Esta percentagem de incidência proporcional é um pouco mais elevada do que a de Rahman e Samad (2005), que registaram 22,73% de doenças virais. A incidência da doença de Newcastle (15,14%) foi a mais elevada, seguida da doença infecciosa da bursa (12,97%), o que está de acordo com as conclusões de Dey *et al.* (2009). A varíola aviária, com uma incidência proporcional de 1,81%, foi baixa em comparação com a ND e a IBD, o que foi relatado de forma semelhante por Dolka *et al.*, (2012), mas inferior à de Ukashatu *et al.*, (2012). A análise por idade mostrou que a maior ocorrência de doenças virais se verificou no grupo etário das 3-6 semanas (40,38%), o que corrobora os relatórios anteriores de Rahman e Samad (2005).

Os resultados da epidemiologia, história clínica, alterações macroscópicas e microscópicas e resultados da PCR registados durante a presente investigação para o diagnóstico de doenças virais das galinhas em Shillong e arredores, Meghalaya, são discutidos a seguir:

1. Doença de Newcastle (ND)

Durante o período do presente estudo, verificou-se que a doença afectava todos os grupos etários das aves, tal como descrito de forma semelhante por (Shankar, 2008). O número máximo de casos da doença foi registado em frangos com 6-9 semanas de idade (30,71%), o que corrobora as conclusões de Olabode *et al.* (2012). A percentagem de morbilidade (35-50%) e a percentagem de mortalidade (25-35%) registadas durante o presente estudo indicam que pode haver envolvimento de NDV virulento nestes surtos.

Os sinais clínicos comuns registados durante o presente estudo incluíram emaciação, depressão, respiração difícil com outros sinais respiratórios, como tosse, espirros e corrimento nasal. Na maior parte das aves, as pálpebras inferiores estavam congestionadas e inchadas, o que conduzia a conjuntivite. A diarreia esverdeada ou esbranquiçada era um achado frequente. A face e a cabeça, incluindo os barbilhões, apresentavam edema em algumas galinhas. Foram também observados sinais nervosos como torcicolo e paralisia. Estes resultados são quase semelhantes aos de muitos investigadores (Beard e Hanson, 1992; Gowda e Eswaran, 1992; Bhaiyat *et al.*, 1994; Capua *et al.*, 2002; Shankar, 2008; Khan *et al.*, 2011; Nidzworski *et al.*, 2013). Observou-se que algumas aves poedeiras puseram ovos de casca mole com uma grave queda na produção de ovos, o que foi descrito de forma semelhante por Shankar (2008), Hadipour *et al.*, (2011) e Nidzworski *et al.*, (2013). Muitas aves foram encontradas mortas subitamente com poucos ou nenhuns sintomas, o que apoia a descrição de Calnek (1991).

As alterações macroscópicas mais comuns registadas durante a investigação foram hemorragias pontuais nas pontas das glândulas proventriculares, enquanto em alguns casos se verificaram congestão, petéquias e equimoses na mucosa do proventrículo. Foram também observadas úlceras necróticas hemorrágicas e enterite com exsudados nos intestinos, tendo sido também registadas hemorragias e lesões necróticas nas amígdalas cecais em muitos casos. Foram registadas lesões semelhantes por vários trabalhadores (Beard e Hanson, 1992; Verma, 1994; Jadhav e Siddique, 1999; Singh, 2008; Hadipour *et al.*, 2011; Khan *et al.*, 2011). Os pulmões estavam maioritariamente congestionados, edematosos e hemorrágicos, o que pode dever-se às alterações degenerativas e necróticas do endotélio vascular causadas pelo VDN. A traqueíte hemorrágica com exsudados catarrais também foi encontrada em muitas galinhas, o que corrobora as conclusões anteriores (Alexander e Allan, 1974; Verma, 1994; Jadhav e Siddique, 1999; Singh, 2008). As lesões grosseiras do baço e dos rins registadas durante este estudo são quase idênticas às descritas por Pazhanivel *et al.* (2002), Nakamura *et al.* (2008) e Hadipour *et al.* (2011), que registaram rins aumentados, congestionados e inchados com deposição de urato. A necrose pancreática também foi encontrada em algumas aves, o que está de acordo com Nakamura *et al.*, (2008) que registaram a presença de manchas brancas no pâncreas.

A maioria dos casos apresentava enterite hemorrágica com infiltração de células mononucleares na mucosa e submucosa, enquanto em alguns casos havia congestão e necrose dos enterócitos do intestino. Em muitos casos, foram observadas hemorragias e alterações necróticas na mucosa e submucosa do proventrículo. Alterações microscópicas semelhantes também foram descritas por muitos trabalhadores (Kindark et *al.*, 1996; Younus, 1996; Capua *et al.*, 2002; Pazhanivel *et al.*, 2002). As amígdalas cecais apresentaram hemorragias, infiltração de heterófilos na lâmina própria, depleção linfoide e alterações necróticas que corroboram os relatórios anteriores (Stevens *et al.*, 1976; Capua *et al.*, 2002; Pazhanivel *et al.*, 2002). As alterações microscópicas dos pulmões e da traqueia observadas durante o presente estudo são quase semelhantes às de Pazhanivel *et al.* (2002), que encontraram hiperplasia das células linfóides para-brônquicas juntamente com hipertrofia das células epiteliais brônquicas, infiltração linfocítica nos pulmões, perda de cílios na traqueia, congestão acentuada e hemorragia nos alvéolos. Na maioria dos casos, as secções do baço revelaram depleção e necrose dos linfócitos. A congestão, as hemorragias e a nefrite intersticial observadas nas secções renais corroboram o relatório de Nakamura *et al.* (2008). A encefalite não supurativa e o manguito perivascular observados nas secções do cérebro estão em conformidade com os relatórios anteriores (Gowda e Eswaran, 1992; Kindark *et al.*, 1996; Nakamura *et al.*, 2008).

No presente estudo, o diagnóstico clínico foi efectuado com base na história, nos sinais clínicos e nas lesões macroscópicas e microscópicas. Em seguida, a confirmação laboratorial foi efectuada por RT-PCR para a deteção do genoma viral do VDN (ou seja, o gene F). Dos 87 casos clinicamente suspeitos de ND, 56 (64,37%) casos foram considerados positivos para o genoma viral do NDV. Do mesmo modo, muitos trabalhadores aplicaram a RT-PCR para a deteção do NDV (Schelling *et al.*, 1999; Hasan *et al.*, 2010; Gowthaman, 2011; Khan *et al.*, 2012; Thomazelli *et al.*, 2012, Madsen *et al.*, 2013; Mohammed *et al.*, 2013).

2. Doença infecciosa da bursa (IBD)

No presente estudo, o número máximo de casos de IBD foi registado em aves com 3-6 semanas de idade (47,92%), o que corrobora o estudo de Lukert e Saif (1997), bem como o relatório de Mor *et al.* (2010), que encontraram casos máximos (52,80%) em aves com 21-30 dias de idade, seguidos de (33,13%) em aves com 31-40 dias de idade em Haryana. Do mesmo modo, Khan *et al.* (2009) também verificaram que os frangos de carne com 4 semanas de idade eram altamente susceptíveis à IBD (38%), seguidos de 3rd semanas (28%) e 5th semanas (28%), não tendo sido encontrado qualquer caso clínico nas primeiras semanas de idade. Os pintos mais jovens, de 1-3 semanas, 6-9 semanas e 9-12 semanas de idade, também foram afectados durante a investigação, o que está em conformidade com os relatórios anteriores de Fadley e Nazerian (1983) e Okoye e Uzoukwu (1981), respetivamente. Verificou-se que a doença ocorre durante todo o ano, o mesmo tendo sido referido por Babiker *et al.* (2008). A percentagem de morbilidade variou entre 3,5 - 5,4%, enquanto a percentagem de mortalidade variou entre 38,5 - 52,6% durante o período em estudo, o que é quase semelhante aos relatórios anteriores (Kurade *et al.*, 2000; Saif *et al.*, 2000; Dey *et al.*, 2009). As baixas taxas de morbilidade e mortalidade registadas durante o presente estudo podem dever-se à vacinação regular dos pintos e a práticas de gestão adequadas.

Os sinais clínicos, como embotamento, depressão, anorexia, penas desgrenhadas e diarreia branca amarelada ou amarela esverdeada registados durante a presente investigação estão de acordo com as conclusões de Islam e Samad (2004), Butcher e Miles (2012) e Rashid *et al.* (2013). A maioria das aves não estava disposta a mover-se e bicava os respiradouros e as penas pericloacais estavam manchadas com uratos. Sinais clínicos semelhantes tinham sido registados por (Cosgrove, 1962) e Landgraf *et al.*, (1967).

Os resultados post mortem do presente estudo incluíram hemorragias e descoloração escura dos músculos da coxa e do peito na maioria dos casos, o que corrobora os relatos de muitos investigadores (Das *et al.*, 1981; Verma *et al.*, 1981; Lukert e Saif, 1997; Prabhakaran *et al.*, 1997; Islam e Samad, 2004; Singh, 2008; Sultana *et al.*, 2008). Na maioria dos casos, a bursa estava congestionada, aumentada e inchada com acumulação de exsudados espessos cremosos ou queijosos, enquanto nalguns casos havia exsudados gelatinosos à volta da bursa. Estas lesões da bursa estão de acordo com os relatórios anteriores (Helmboldt e Garner, 1964; Cheville, 1967; Landgraf *et al.*, 1967; Skeeles *et al.*, 1979; Ley *et al.*, 1983; Younus, 1996; Zeleke *et al.*, 2005; Dutta *et al.*, 2007; Sultana *et al.*, 2008). As lesões grosseiras de outros órgãos como o fígado, o baço e o proventrículo registadas durante o presente estudo são quase semelhantes às descritas por Saif (2008), Morales e Boclair (1993), Prabhakaran *et al.*, (1997), Islam e Samad (2004) e Dutta *et al.*, (2007). Na maioria dos casos, os rins estavam congestionados, aumentados e inchados, o que pode dever-se à deposição de uratos causada pela bursa aumentada. Observações semelhantes foram registadas por Baxendale (2002), Cosgrove (1962), Younus (1996), Islam e Samad (2004) e Dutta *et al.* (2007). Na maioria dos casos, o timo encontrava-se aumentado, congestionado e hemorrágico, o que pode dever-se ao envolvimento da forma virulenta do IBDV e a infecções secundárias.

No presente estudo, a bursa de Fabricius mostrou congestão, depleção linfoide completa nos folículos, levando à formação de quistos cheios de detritos necróticos, heterófilos e hemorragias no tecido interfolicular. Em alguns casos, foram também registadas áreas de exsudado, detritos necróticos com infiltração heterofílica e linfocítica grave no lúmen bursal. Estes resultados estão em consonância com observações anteriores de vários trabalhadores (Helmboldt e Garner, 1964; Cheville, 1967; Mandelli *et al.*, 1967; Peters, 1967; Henry *et al.*, 1980; Okoye e Uzoukwu, 1981; Calnek *et al.*, 1992; Homer *et al.*, 1992; Yonus, 1996; Lukert e Saif, 1997; Zeleke *et al.*, 2005; Dutta *et al.*, 2007; Samanta *et al.*, 2008). As hemorragias e as alterações necróticas com depleção linfoide nas amígdalas cecais registadas durante o presente período de estudo corroboram as conclusões de Uddin *et al.* (2010), que observaram uma redução significativa de linfócitos nas amígdalas cecais, proventrículo, duodeno, jejuno, íleo e ceco. O baço, na maioria dos casos, mostrou depleção de linfócitos, congestão e áreas focais ou difusas de hemorragia, o que corrobora os relatórios anteriores (Helmboldt e Garner 1964; Dutta *et al.*, 2007). A congestão, a degeneração do epitélio tubular e a deposição de uratos no lúmen tubular registadas durante o presente estudo são apoiadas pelos resultados de Dutta *et al.* (2007). A congestão grave na zona parabrônquica dos pulmões e as alterações microscópicas do fígado, que revelaram congestão, degeneração dos hepatócitos e agregações linfóides nas zonas portais, podem dever-se ao envolvimento da forma virulenta do IBDV e a infecções secundárias.

A doença foi diagnosticada clinicamente com base na história clínica dos responsáveis das explorações, nos sinais clínicos registados e nas lesões macroscópicas e microscópicas das galinhas afectadas. O RT-PCR, um teste de deteção baseado em ácidos nucleicos, foi utilizado como diagnóstico confirmatório para a deteção do genoma viral da IBD. Foram testadas amostras de tecido, incluindo a bursa, o baço, o timo e o fígado, de um total de 75 casos clinicamente suspeitos de IBD, para deteção do gene F. Dos 75 casos suspeitos de DII, 48 (64%) foram considerados positivos. Vários trabalhadores efectuaram também técnicas de diagnóstico semelhantes (Tham *et al.*, 1995; Jackwood e Jackwood, 1997; Kataria *et al.*, 1998; Muller *et al.*, 2003; Mittal *et al.*, 2005; Mahmood e Siddique, 2006; Zahoor *et al.*, 2010; Islam *et al.*, 2011; **Barathidasa** *et al.*, 2013). Os presentes resultados positivos de RT-PCR (64%) são inferiores aos de Fatima *et al.*, (2013) que conseguiram detetar 81 (95,29%) amostras positivas de 85 amostras bursais, o que pode dever-se a um diagnóstico clínico inadequado de casos suspeitos de DII.

3. Varíola aviária (FP)

Durante o período do presente estudo, observou-se que a doença afectava quase todos os grupos etários, exceto os frangos jovens de 1-3 semanas de idade, tal como observado de forma semelhante por Jarmin (2006). Verificou-se que a doença ocorre durante todo o ano, tal como descrito por Pattison *et al.*, (2008). A percentagem de mortalidade registada foi muito baixa, uma vez que os casos eram todos de formas cutâneas da doença, que causavam menor gravidade. Não foi encontrado um único caso de forma diftérica durante o período de estudo.

Os sinais clínicos registados durante o período de estudo incluíam emaciação, anorexia, fraqueza e relutância em mover-se. Os crescimentos semelhantes a verrugas na pálpebra, que prejudicam a visão, foram achados comuns. Em algumas aves, a produção de ovos foi afetada. Sinais clínicos semelhantes foram descritos por Jordan *et al.*, (1996).

As lesões macroscópicas comuns observadas no presente estudo foram os crescimentos nodulares semelhantes a verrugas, que eram ásperos, grandes após a coalescência, de cor castanha a cinzenta na face, nas pálpebras e nos bicos. Alguns investigadores também descreveram lesões semelhantes (Yoshikkawa *et al.*, 2002; Riper *et al.*, 2006). No entanto, não foram observadas lesões características da forma diftérica da doença em nenhuma das aves afectadas. Do mesmo modo, Khan *et al.* (2009) também mostraram lesões de varíola seca nas superfícies externas do corpo de pavões, sem lesões internas nas aves necropsiadas. Algumas aves apresentavam ossos da quilha proeminentes durante o exame post-mortem, o que pode dever-se à fome.

As alterações microscópicas da pele registadas durante o presente estudo incluíam degenerescência hidrópica e epitélio hiperplásico do estrato espinhoso, que mostrava a presença de corpos de inclusão eosinofílicos - corpos de Bollinger. Havia congestão e áreas de necrose na camada superficial da pele. Estas alterações microscópicas estão de acordo com as conclusões de muitos trabalhadores (Reed e Schrader, 1989; Fallavena *et al.*, 1993; Gerlach *et al.*, 1998; Gortazar *et al.*, 2002; Smits *et al.*, 2003; Gulbahar *et al.*, 2005; Beytut e Haligur, 2007).

O diagnóstico presuntivo foi efectuado pela presença de nódulos semelhantes a verrugas nas partes do corpo sem penas. A confirmação da doença foi efectuada por exame microscópico para deteção dos corpos de Bollinger característicos. Além disso, a PCR foi também utilizada para confirmar a doença através da deteção do genoma viral (ou seja, o gene 4b). Vários investigadores também utilizaram técnicas semelhantes (Oros *et al.*, 1997; Raue e Hess, 1998; Xie *et al.*, 1999; Ganesh, 2002; Rocke *et al.*, 2005; Kumar *et al.*, 2010; Asthana *et al.*, 2012; Thakor *et al.*, 2012; Susan *et al.* 2014; Zheng *et al.*, 2015). Dos 21 casos suspeitos de varíola aviária, 5 casos (23,81%) foram considerados positivos para o genoma viral.

RESUMO E CONCLUSÃO(ÕES)

Resumo:

O presente estudo foi realizado durante o período de agosto de 2015 a abril de 2016, com o objetivo de estudar a ocorrência de doenças virais em galinhas em Shillong e arredores, Meghalaya, estudar a patologia e, finalmente, diagnosticá-las através de técnicas moleculares. Apresenta-se em seguida um resumo das observações registadas durante o período de estudo.

Foi examinado um total de 370 carcaças de diferentes explorações avícolas organizadas e não organizadas em Shillong, Meghalaya e arredores. Destes, 109 (29,46%) casos foram diagnosticados como doenças virais com base na história clínica, sinais, patologia macroscópica e histopatologia com confirmação por técnicas moleculares (PCR). Estima-se que a doença de Newcastle tenha a incidência mais elevada (15,14%), seguida da doença infecciosa da bursa (12,97%) e a incidência mais baixa da varíola aviária (1,81%). A distribuição etária foi máxima no grupo etário das 3-6 semanas (33,03%), seguido do grupo etário das 6-9 semanas (28,44%), 9-12 semanas (17,43%), 1-3 semanas (14,68%) e acima das 12 semanas (6,42%).

De 87 casos clinicamente suspeitos de ND, 56 casos foram diagnosticados como positivos (15,14%) com base na história clínica, na anatomia macroscópica e na histopatologia e, finalmente, confirmados por RT-PCR utilizando um iniciador específico para o gene F com um comprimento de 1662 pb. Verificou-se que a maioria dos casos de ND ocorria em aves com 6-9 semanas de idade (35,71%), seguidas de 3-6 (21,43%), 9-12 (19,64%), 1-3 (12,50%) e aves com mais de 12 semanas de idade (10,71%), com percentagens de morbilidade e mortalidade de 35-50% e 25-35%, respetivamente. Observou-se comumente depressão, emaciação, diarreia esverdeada ou branca, torcicolo, conjuntivite, paralisia, queda na produção de ovos e ovos de casca mole com sinais respiratórios. Em alguns casos, as galinhas apresentavam edema da cabeça, da face e dos barbilhões. As alterações no proventrículo incluíam hemorragias pontuais nas pontas das glândulas do proventrículo, petéquias e equimoses na mucosa. Foram observadas úlceras hemorrágicas tanto na parede intestinal como nas amígdalas cecais. Nalguns casos, verificou-se traqueíte hemorrágica com congestão e exsudados catarrais. Os baços estavam aumentados, friáveis e vermelho-escuros ou mosqueados, enquanto os rins estavam aumentados, congestionados e inchados com deposição de urato. As alterações microscópicas significativas foram hemorragias e necrose da mucosa do proventrículo com infiltração de células mononucleares. A amígdala cecal revelou hemorragias, infiltração de heterófilos na lâmina própria, depleção linfoide e formação de centros germinais. Havia descamação da mucosa traqueal com perda de cílios e congestão, pulmões congestionados e pneumónicos, enquanto as secções cerebrais revelavam encefalite não supurativa e manguito perivascular.

Das 75 galinhas suspeitas de IBD com base na história clínica, sinais, exame macroscópico e histopatologia, 48 casos (12,97%) puderam ser confirmados por RT-PCR utilizando um iniciador de 643 pb de comprimento que tem como alvo o gene VP2. A maioria dos casos foi registada no grupo etário de 3-6 (47,92%) semanas, seguido de 6-9 (20,83%), 1-3 (18,75%) e 912 (12,50%). As taxas de morbilidade e mortalidade registadas durante o período de estudo variaram entre 3,5 - 5,4% e 38,5 -

52,6%, respetivamente. Os sinais clínicos característicos incluíam embotamento, depressão, anorexia, penas eriçadas e diarreia de cor branca amarelada ou amarela esverdeada. As galinhas afectadas mostraram relutância em mover-se e debilitação. Na maioria dos casos, o respiradouro estava sujo com depósitos de urato e observou-se que as galinhas tinham tendência para bicar o respiradouro. Os principais achados post mortem foram a descoloração escurecida dos músculos da coxa e do peito com hemorragias frequentes, bursas aumentadas e inchadas com acumulação de exsudados espessos cremosos ou caseosos. Nalguns casos, verificou-se a presença de exsudados gelatinosos em torno da bursa. Em quase todos os frangos em que foi confirmada a presença de DII, o timo estava aumentado e congestionado. Na maioria dos casos, os rins estavam aumentados, pálidos e inchados. Em alguns frangos, foram também registadas hemorragias na junção do proventrículo e da moela. O baço tinha um aspeto mosqueado e algumas galinhas desenvolveram mesmo traqueíte. As alterações microscópicas mais marcantes incluíam a depleção linfoide completa nos folículos bursais, levando à formação de quistos cheios de detritos necróticos, heterófilos e hemorragias difusas nos folículos e nos espaços interfoliculares. Algumas galinhas revelaram exsudados e detritos necróticos no lúmen bursal. O baço apresentava depleção de linfócitos, congestão e áreas focais ou difusas de hemorragia, enquanto as secções renais revelavam congestão e depósitos de urato no lúmen dos túbulos. Havia congestão parabrônquica nos pulmões e a amígdala cecal revelou áreas de necrose e hemorragias.

Durante o presente estudo, apenas 5 dos 21 casos clinicamente suspeitos puderam ser diagnosticados como varíola aviária (1,81%) com base na história clínica, na anatomia macroscópica e na histopatologia e confirmados por PCR. Os casos máximos registaram-se principalmente em aves com 9-12 semanas (40%), seguidas de 3-9, 9-12 e mais de 12 semanas de idade (20%) com uma morbilidade muito baixa (5-7%). Os sintomas gerais registados foram depressão, desidratação, emaciação e relutância em mover-se devido a um crescimento semelhante a uma verruga na pálpebra que impedia a visão. Em algumas galinhas, a produção de ovos foi afetada. Não se registaram lesões macroscópicas significativas, à exceção de nódulos verrucosos, crostas e erosões nas partes sem penas. As alterações microscópicas mais características foram a degenerescência hidrópica e o epitélio hiperplásico do estrato espinhoso, com a presença de corpos de inclusão intracitoplâmicos eosinofílicos patognómicos denominados corpos de Bollinger. Existiam áreas de congestão e necrose sob a camada superficial da pele.

Conclusão(ões)

Com base na presente investigação sobre a ocorrência de doenças virais em galinhas em Shillong e arredores, Meghalaya, as suas alterações patológicas e o seu diagnóstico, pode concluir-se que

1. Verificou-se a ocorrência de três doenças virais importantes, nomeadamente, ND, IBD e FP, em Shillong, Meghalaya, e nos seus arredores, durante o período de agosto de 2015 a abril de 2016.
2. As doenças foram diagnosticadas com base em sinais clínicos, alterações macroscópicas e histopatológicas e confirmadas por técnica molecular

(PCR).

3. A incidência mais elevada foi de ND (15,14%), seguida de IBD (12,97%) e FP (1,81%), respetivamente.
4. O número máximo de casos foi registado no grupo etário dos 3-6 semanas (33,03%), seguido de 6-9 semanas (28,44%), 9-12 semanas (17,43%), 1-3 semanas (14,68%) e mais de 12 semanas (6,42%) de idade galinhas.
5. Podem ser efectuados estudos adicionais para a determinação do genótipo dos agentes virais.

REFERÊNCIAS

1) Abdel-Alem, G.A., Awaad, M.H.H. e Saif, Y.M. (2003). Caracterização das estirpes de campo egípcias do vírus da doença infecciosa da bursa. *Avian Dis,* **47**:1452-7.

2) Adebajo, M.C., Ademola, S.I. e Oluwaseum, A. (2012). Seroprevalência de anticorpos contra a varíola aviária em galinhas indígenas em Jos North e South Council Areas of Plateau State, Nigéria: implicações para a vacina vetorial. *ISRN. Vet. Sci.,* **154971:** 1-4.

3) Afonso, C.L., Tulman, E.R., Lu, Z., Zsak, L. e Kutish, G.F. (2000). O genoma do vírus da varíola das galinhas. *J. Virol., 74:* 3815-3831.

4) Aldous, E.W., Mynn, J.K., Banks, J. e Alexander (2003). A molecular epidemiological study of avian paramyxovirus type 1 (Newcastle disease virus) isolates by phylogenetic analysis of a partial nucleotide sequence of the fusion protein gene. *Avian Pathol,* **32**: 239-357.

5) Alehegn, E., Chanie, M. e Mengesha, D. (2014). Uma revisão sistemática das características sorológicas e clinicopatológicas e fatores de risco associados à varíola aviária britânica. *J. Poult. Sci.,* **3**: 78-87.

6) Alexander, D.J. (1988). Doença de Newcastle: Métodos de propagação. In: Alexander ED (ed) Norwell, UK, Kluwer Academic, pp 256-272.

7) Alexander, D.J. (2003). Doença de Newcastle, outros paramixovírus aviários e infecções por pneumovírus. In: Saif Y, Barnes JH, Glisson JR, Fadly AM, McDouglad LR, Swayne DE (eds) *Dis. of Poult.,* 11th edn. Iowa State University Press, Ames, EUA, pp. 63-99.

8) Alexander, D.J. (2011). Doença de Newcastle na União Europeia 20002009: Review. *Avian Pathol,* **40**: 547-558.

9) Alexander, D.J. e Allan, W.H. (1974). Patogénicos do vírus da doença de Newcastle. *Avian Pathol,* **3**: 269-278.

10) Al-Habeeb, M.A., Mohamed, M.H.A. e Sharawi, S. (2013). Deteção e caraterização do vírus da doença de Newcastle em amostras clínicas usando RT-PCR em tempo real e análise da curva de fusão com base na amplificação de genes de matriz e fusão. *Vet. World,* **6**: 239-243.

11) Alkhalaf, A.N. (2009). Deteção de estirpes variantes do vírus da doença infecciosa da bursa em bandos de frangos de carne na Arábia Saudita utilizando o ensaio de imunoabsorção enzimática com captura de antigénio. *Pak. Vet. J.,* **29**: 161-164.

12) Anónimo (2013). *Poult. sectorinIndia*. http://www.poultryfest.in/Poultryfest.php. Acedido em 25 de outubro de 2013.

13) Anónimo (2014). *Poult. sector na Índia,* Poulty fest 2013. http://www.poultryfest.in/Poultryfest.php. Acedido em 15 de julho de 2013.

14) Arifin, M.A., Salim, S.H., Mel, M., Abdul Karim, M.I. e Hassan, S.S. (2011). Otimização da produção do vírus da doença de Newcastle em frasco T. Actas da 2ª Conferência Internacional sobre Engenharia Biotecnológica, ICBioE'11 17-19 de maio, Kuala Lumpur, Malásia, ISBN: 978983-42978-3-1.

15) Ariyoshi, R., Takase, K., Matsuura, Y., Deguchi, K., Ginnaga, A., et al. (2003). Vacinação contra o vírus da varíola das galinhas através da água potável. *J. Vet.*

Med. Sci, **65**: 1127 - 1130.

16) Ashraf, A. e Shah, M.S. (2014). Doença de Newcastle: Situação atual e desafios futuros para os países em desenvolvimento. *Academic J.,* **8**: 411-416.
17) Asthana, M., Chandra, R. e Kumar, R. (2012). Síndrome de hidropericárdio: estado atual e desenvolvimentos futuros. *Arch. Virol,* **157**.
18) Babiker, M.A.A., Yahia, I.E., Nora, K. e Tawfeeg, E.M. (2008). Investigações sobre nove bandos infectados com o vírus da doença infecciosa da bursa (IBDV) no Estado de Cartum (Sudão). *Int. J. Poult. Sci.,* **7**: 285-288.
19) Bancroft, J.D. e Stevens, A. (1980). Theory and practice of histological technique. Churchill Livingstone, Nova Iorque, pp 89.
20) Barathidasa, R., Singh, S.D., Kumar, M.A., Desingu, P.A., Palanivelu, M., Singh, M. e Dhama, K. (2013). Surtos recorrentes de doença bursal infecciosa (IBD) em uma fazenda de poedeiras causada pelo vírus IBD muito virulento (vvIBDV) na Índia: Patologia e análise molecular. *South Asian J. Experimental Biol.,* **3**.
21) Baxendale, W. (2002). Birnaviridae. Edited Jordan F, Pattison M, Alexander D, Faragher T (eds) 5th edition, W.B. Saunders, *Poult. Dis.,* 319-323.
22) Beard, C.W. e Easterday, B.C. (1967) The influence of route of administration of Newcastle disease virus on host response. *J. Infect. Dis.,* **117**: 55-70.
23) Beard, C.W. e Hanson, R.P. (1984). New castle disease. In:Hofstad MS, Barnes HJ, Calnek BW, Reid WM, Yoder(ed), 8th ed. Iowa State University Press, Ames, IA. *Dis. Poult.*, pp 452-470.
24) Beard, C.W. e Hanson, R.P. (1992). Newcastle disease In: Disease of Poultry 9ª edição pp 452-467. Editado por Calnek BW, Barnes HJ, Beard CW, Reid WM, Yoder HW Jr. Iowa State University Press Maes, Iwa-50010.
25) Benton, W.J, Cover, M.S. e Rosenberger, J.K. (1967). Estudos sobre a transmissão do agente infecioso da bursa (IBA). *Avian Dis.,* **11:** 430-438.
26) Beytut, E. e Haligur, M. (2007). Achados Patológicos, Imuno-histoquímicos e de Microscopia Eletrónica no Trato Respiratório e na Pele de Galinhas Naturalmente Infectadas com Avipoxvirus. *Turk. J. Vet. Anim. Sci.,* **31:**311-317.
27) Bhaiyat, M.I., Ochiai, K., Itakura, C., Islam, M.A. e Kida, H. (1994). Lesões cerebrais em frangos de carne jovens naturalmente infectados com uma estirpe mesogénica do vírus da doença de Newcastle. *J. Avian Pathol,* **23:** 693-708.
28) Binns, M.M., Boursnell, M.E.G., Tomley, F.M. e Campbell, J. (1989). Análise do gene do fowlpoxvirus que codifica o polipéptido central 4b e demonstração de que possui sequências promotoras eficientes. *Virol.,* **170**: 288-291.
29) Bolte, A.L., Meurer, J. e Kaleta, E.F. (1999). Avian host spectrum of avipoxviruses. *Avian Pathol,* 28:415-32 10.1080/03079459994434.
30) Butcher, G.D. e Miles, R.D. (2012). Doença Infecciosa da Bursa (Gumboro) em frangos de corte comerciais. Instituto de Ciências Alimentares e Agrícolas, Universidade da Flórida http://edis.ifas.ufl.edu.
31) Calnek, B.W. (1991). Doença de Newcastle. Barnes HJ, Beard CW, Reid WM, Yoder HW (9th ed.). Iowa State University Press, Ames, Iowa-50010, Dis. *Poult.,* 504-505.
32) Calnek, B.W., Barmes, J.H., Beard, C.W., Reid, W.M., Yodar, H.W.Jr. (1992). Disease of Poultry 9 th edition Iowa state University Press, Amen, Iowa-50010,

pp 259-261, 452-467, 566-575.

33) Capua, I., Pozza, M.D., Mulinelli, F., Marangon, S. e Terregino, C. (2002). Surtos de doença de Newcastle em Itália em 2000. *Vet. Rec.*, **150**: 565-568.

34) Chaka, H., Goutard, F., Gil, P., Abolnik, C., Almeida, R., Bisschop, S.P.R. e Thompson, P.N. (2013). Investigação serológica e molecular da doença de Newcastle em bandos de galinhas domésticas e mercados associados na zona oriental de Shewa, Etiópia. *Trop. Anim. Health Prod.*, **45**: 705-714.

35) Chambers, A.E., Dixon, M.M., Harvey, S.P. (2009). Estudos sobre a adequação da varíola aviária como simulador de descontaminação e estabilidade térmica para a variola major. *International J. Microbiol,* 1 - 9.

36) Chang, P.W. (1981). Doença de Newcastle. In: Beran GW (ed), CRC Handbook Series in Zoonoses. Secção B: Zoonoses virais. Crc Press: Baton Raton, pp 261-274.

37) Cheville, N.F. (1967). Estudos sobre a patogénese da doença de Gumboro na bursa de Fabricius, baço e timo da galinha. *Am. J. Pathol,* **51:** 527-551.

38) Chowdhury, E.H., Islam, M.R., Das, P.M., Dewan, M.L. e Khan, M.S.R. (1996). Doença infecciosa aguda da bursa em galinhas: Pathological observation and virus isolation. AJAS **9**: 465-469.

39) Cosgrove, S.D. (1962). Uma doença aparentemente nova das galinhas - nefrose aviária. *Avian Dis.*, **6:** 385-389.

40) Das, S.B., Verma, K.C., Panisup e Kataria, J.M. (1981). Patogenicidade de um isolado de campo do vírus da doença infecciosa da bursa em galinhas. *Indian J. Vet. Pathol,* **15:** 21-25.

41) Dey, P.P., Niyogi, D., Sarkar, S., Singh, Y.D., Patra, N.C. e Mukhopadhayay, S.K. (2009). Study on incidence of diseases in meat type birds in and around Kolkata. *J. Interacad.,* **13** :477-48.

42) Diel, D.J., Susta, L., Garcia, S.C., Killian, M.L., Brown, C.C., Miller, P.J. e Afonso, C.L. (2012). Genoma completo e caraterização clinicopatológica de um isolado virulento do vírus da doença de newcastle da América do Sul. *J. Clin. Microbiol.,* **50**: 378-387.

43) Dohms, J.E., Lee, K.P. e Rosenberger, J.K. (1981). Plasma cell changes in the gland of harder following infectious bursal disease virus infection of the chicken. *Avian Dis.,* **25:** 683-695.

44) Dolka, I., Sapierzynski, R., Bielecki, W., Malicka, E., Zbikowski, A. e Szeleszczuk, P. (2012). Histopatologia no diagnóstico de doenças de frangos de carne e poedeiras - revisão de casos 1999-2010. *Polish J. Vet. Sci.,* **15**: 773-779.

45) Dutta, B., Santosh, H. e Saxena, S.C. (2007). Natural outbreaks of infectious bursal disease (IBD) in Vanaraja birds of Meghalaya. *Indian J. Vet. Pathol,* **31**:78.

46) Ebrahimi, M.M., Shahsavandi, S., Moazenijula, G. e Shamsara, M. (2012). Filogenia e evolução dos genótipos do vírus da doença de Newcastle isolados na Ásia durante 2008-2011. *Virus Genes,* **45**:63-8.

47) Eterradossi, N. (2000). Progressos no diagnóstico e profilaxia da doença infecciosa da bursa nas aves de capoeira. *J. Poult. Sci.,* **42:** 36-64.

48) Fadley, A.M. e Nazerian, K. (1983). Patogénese da doença infecciosa da bursa em galinhas infectadas com o vírus em várias idades. *Avian Dis.,* **27**: 714723.

49) Fallavena, L.C.B., Canal, C.W., Salle, C.T.P., Moraes, H.L.S., Rocha, S.L.S., Pereira, R.A. e Silva, A.B. (2002). Presença de DNA de avipoxvírus em carcinoma de células escamosas dérmicas de aves. *Avian Pathol,* **31**: 241-246.
50) Fallavena, L.C.B., Rodrigues, N.C., Scheufler, W., Martins, N.R.S., Braga, A.C., Salle, C.T.P. e Moraes, H.L.S. (1993). Uma varíola típica em frangos de corte no sul do Brasil. *Vet. Rec.,* 132: 635.
51) FAOSTAT (2015). https://top5ofanything.com/list/ed1dd3b2/Countries-that-Produce-the-Most-Eggs.
52) Farooq, M., Durrani, F.R., Imran, N., Durrani, Z. e Chand, N. (2003). Prevalência e perdas económicas devidas à doença infecciosa da bursa em frangos de carne nos distritos de Mirpur e Kotli, em Caxemira. *Int.J. Poult. Sci., **2:*** 267-270.
53) Fatima, T., Attrassi, B., Yahia, K.I.S. e Belghyti, D. (2013). Deteção do Vírus da Doença Infecciosa da Bursa a partir de amostras clínicas em Marrocos através do Teste de Imunodifusão em Gel de Agar e da Reação em Cadeia da Polimerase com Transcrição Reversa. *IJPBSRD,* **1:** 2347-4785.
54) Fauquet, C.M., Mayo, M.A., Maniloff, J., Desselberger, U. e Ball, L.A. (2005). Taxonomia dos vírus: VIII Relatório do Comité Internacional de Taxonomia de Vírus". Elsevier Academic Press.
55) Ganesh, K., Suryanarayana, V.V.S. e Raghawa, R. (2002). Deteção de adenovírus de aves de capoeira associado à síndrome da hepatite hidropericárdica por reação em cadeia da polimerase. *Vet. Res.Comm.,* **26:** 73-80.
56) Ganguly, S. (2013). Doença Infecciosa Bursal em Aves de Capoeira: Uma revisão sobre a influência da raça, sexo, idade e variação sazonal na incidência da doença. *UJPBS,* **01:** 1-2.
57) Gerlach, H., Ramis, A.J., Enders, F., Casares, M. e Truyen, U. (1998). Varíola aviária em Lories (Neopsittacus sp.): Um relato de caso. Actas das Conferências Virtuais Internacionais de Medicina Veterinária: Diseases of Psittacine Birds, 15 de maio a 30 de junho.
58) Gohm, D.S., Thur, B. e Hofmann, M.A. (2000). *Avian Pathol,* **29:** 143152.
59) Gortazar, C., Millan, J., Hofle, U., Buenestado, F.J., Villafuerte, R. e Kaleta, E.F. (2002). Patologia da varíola aviária em perdizes selvagens de patas vermelhas (Alectoris rufa) em Espanha. Ann. N.Y. *Acad. Sci.,* **969**: 354-357.
60) Gowda, R.N.S. e Eswaran, R. (1992). Doença de Ranikhet em pombos: Estudos clinicopatológicos. *Indian J. Vet. Patient,* **16:** 95-97.
61) Gowthaman, V., Singh, S.D., Dharma, K., Barathidasan, R., Anjaneya e Ramakrishan, M.A. (2011). Patologia e diagnóstico molecular da infeção pelo vírus da doença de Newcastle em criadores de frangos de carne. *Indian J. Vet. Pathol,* **35**:168-170.
62) Gulbahar, M.Y., Qabalar, M. e Boynukara, B. (2005). Infeção por Avipoxvirus em codornizes. *Turk. J. Vet. Anim. Sci., **29:*** 449-454.
63) Hadipour, M.M., Habibi, G.H., Golchin, P., Hadipourfard, M.R. e Shayanpour, N. (2011). The Role of Avian Influenza, Newcastle Disease and Infectious Bronchitis Viruses during the Respiratory Disease Outbreak in Commercial Broiler Farms of Iran [O papel dos vírus da gripe aviária, da doença de Newcastle e da bronquite infecciosa durante o surto de doenças respiratórias em explorações

comerciais de frangos de carne do Irão]. *Int. J. Ani Vet. Adv.*, **3**:69-72.
64) Haque, M.H., Hossain, M.T., Islam, M.T., Zinnah, M.A., Khan, M.S.R. e Islam, M.A. (2010). Isolamento e deteção do vírus da doença de Newcastle a partir de surtos de campo em frangos de carne e galinhas poedeiras por transcrição reversa - reação em cadeia da polimerase. *Bangladesh. J. Vet. Med.*, **8**:87-92.
65) Hasan, A.K.M.R., Ali, M.H., Siddique, M.P., Rahman, M.M. e Islam, M.A. (2010). Clinical and Laboratory Diagnoses of Newcastle and Infectious Bursal Disease of chickens. *Bangladesh. J. Vet. Med.*, **8**: 131 - 140.
66) Haunshi, S. e Ramarao, S.V. (2012). Uma visão geral dos desenvolvimentos recentes na produção avícola na região nordeste da Índia. *J. Hill Agric.*, **3**: 8-15.
67) Helmboldt, C.F. e Garner, E. (1964). Doença de Gumboro induzida experimentalmente (IBA). *Avian Dis.*, **8**: 561-575.
68) Henry, C.W., Brewer, R.N., Edgar, S.A. e Gray, B.W. (1980). Estudos sobre a doença infecciosa da bursa em galinhas. Pontuação da lesão microscópica na bursa de Fabricius, timo de Leghorns experimentalmente infectados com o vírus da doença infecciosa da bursa. *Poult. Sci.*, **59**: 1006-1007.
69) Hess, C., Maegdefrau-Pollan, B., Bilic, I., Liebhart, D., Richter, S., Mitsch, P. e Hess, M. (2011). Surto de forma cutânea de poxvírus numa exploração comercial de perus causada pela espécie Fowlpox. *Avian Dis*, **55**:714-718.
70) Hettiarachchi, R., Jayawickrama, G.G.I.A., Karunarathne, S.M.K., Sajith, D. e Chaminda, P. (2010). ISSN: 1800-4881 julho - dezembro de 2010 *Vet. Epid. Boletim*, **3**:2:1
71) Homer, B.L., Butcher, G.D., Miles, R.D. e Rossi, A.F. (1992). Doença infecciosa bursal subclínica numa exploração integrada de produção de frangos de carne. *J. Vet. Diagn. Invest.*, **4**: 406-411.
72) Iram, N., Shah, M.S., Ismat, F., Habib, M., Iqbal, M., Hasnain. S.S. e Rahman, M. (2013). Expressão heteróloga, caraterização e avaliação da proteína da matriz do vírus da doença de Newcastle como alvo para terapias antivirais. *Appl. Microbiol. Biotechnol.*, **98**:1691-701.
73) Islam, M.R., Das, B.C., Hossain, K., Lucky, N.S. e Mostafa, M.G. (2003). A Study on the Occurrence of Poultry Diseases in Sylhet Region of Bangladesh (Estudo sobre a Ocorrência de Doenças das Aves na Região de Sylhet do Bangladesh). *Int. J. Poult. Sci.*, **2**: 354-356.
74) Islam, M.T., Islam, M.N., Khan, N.Z.I. e Islam, M.A. (2011). Comparação do teste de imunodifusão em gel de ágar, imuno-histoquímica e reação em cadeia da polimerase RT para deteção do vírus da doença infecciosa da bolsa. *Bangladesh. J. Vet. Med.*, *9:* 121-125.
75) Islam, M.T. e Samad, M.A. (2004). Clinico-pathological Studies on Natural and Experimental Infectious Bursal Disease in Broiler Chickens. *Bangladesh. J. Vet. Med.*, **2**: 31-35.
76) Jackwood, D. e Jackwood, R.J. (1994). Infectious bursal disease viruses: molecular differentiation of antigenic subtypes among serotype 1 viruses. *Avian Dis.*, **38**: 531-537
77) Jackwood, D.J. e Jackwood, R.J. (1997). Identificação molecular de estirpes do vírus da doença infecciosa da bursa. *Avian Dis.*, **41**: 97-104.

78) Jackwood, D.J. e Sommer, S.E. (1999). Restriction fragment length polymorphism in the VP2 gene of infectious bursal disease viruses from outside the United States. *Avian Dis,* **43**:310-314.

79) Jackwood, D.J. e Sommer-Wagner, S.E. (2007). Características genéticas dos vírus da doença infecciosa bursal de quatro continentes. *Virol.,* **365**: 369-75.

80) Jackwood D.J. (2014). Visão geral da doença infecciosa da bursa em aves de capoeira **(doença de Gumboro).** *O Dicionário Merck Vet. Dictionary.*

81) Jadhav, N.V. e Siddique, M.F. (1999). Handbook of Poultry production and management. Edição impressa. Jaypee Brothers, Medical Publishers, Nova Deli, pp. 1990.

82) Jarmin, S., Ruth, M., Richard, E.G., Stephen, M.L. e Michael, A.S. (2006). Filogenética do poxvírus aviário: Identification of a PCR length polymorphism that discriminates between the two major clades, Central Vet Lab: Weybridge, Reino Unido. *J. Gen. Virol.,* **87**: 2191-2201.

83) Jindal, N., Mahajan, N.K., Mittal, D,, Gupta, S.L. e Khokhar, R.S. (2004). Some Epidemiological Studies on Infectious Bursal Disease in Broiler Chickens in Parts of Haryana, India (Alguns estudos epidemiológicos sobre a doença infecciosa da bursa em frangos de carne em partes de Haryana, Índia). *Int. J. Poult. Sci.,* **3:** 478-482.

84) Jordan, F.P., Alexander, M. e Faraghe, D.T. (1996). 5a ed., Elsevier, China. Elsevier, China. *Poult. Dis.,* pp: 356-358.

85) Kadirvel, G. (2012). Agri - kaleidoscope - Poultry Genetic Resources of NEH Region, complexo de pesquisa do CAR para a região NEH. http://www.kiran.nic.in/poultry.html. Acedido em 12 de julho de 2013.

86) Kasozi, K.I., Ssuna, P., Tayebwa, D.S. e Alyas, M. (2014). Isolamento do vírus da doença de Newcastle e sua prevalência em granjas avícolas de Uganda. *Open J. Vet. Med.,* **4:** 1-5.

87) Kataria, R.S., Tiwari, A.K., Bandyopadhyay, S.K., Kataria, J.M. e Batchaiah, G. (1998). Deteção do vírus da doença infecciosa da bursa em amostras clínicas por RT-PCR. *Biochemistry and Mol. Biol. Int.,* **45:** 315-322.

88) Kataria, R.S., Tiwari, A.K., Nanthakumar, T. e Goswami, P.P. (2001). One-step RT-PCR for the detection of infectious bursal disease virus in clinical samples. *Vet. Res. Comm.,* **25:** 429-436.

89) Khan, M.Y., Arshad, M., Mahmood, M.S. e Hussain, I. (2011). Epidemiologia da doença de Newcastle em aves de capoeira rurais em Faisalabad, Paquistão. *Int. J. Agric. Biol.,* **13:** 491-497.

90) Khan, R.W., Khan, F.A., Farid, K., Khan, I. e Tariq, M. (2009). Prevalência da doença infecciosa da bursa em frangos de carne no distrito de Peshawar. *ARPN J. Agric.andBiol. Sci.,* **4**: 1190-6145.

91) Khan, A., Yousaf, A., Khan, M.Z., Siddique, M., Gul, S.T. e Mahmood, F. (2009). Cutaneous form of pox infection among captive peafowl *(Parvo cristatus)* chicks. *Avian Pathol,* **38**: 65-70.

92) Khan, T.A., Rehmani, S.F., Ahmed, A., Lone, N.A. e Khan, M.N. (2012). Caracterização do vírus da doença de Newcastle isolado durante 1995-2009 dos subúrbios de Karachi-Paquistão. *Pak. J. Zool.* **44**(2): 443-448.

93) Khan, T.A., Rue, C.A., Rehmani, S.F., Ahmed, A., Wasilenko, J.L., Miller, P.J. e Afonson, C.L. (2010). Caracterização filogenética e biológica de isolados do vírus da doença de Newcastle do Paquistão J. *Clin. Microbiol.* **48**: 1892-1894.

94) Kindark, D.D., Verma, K.C., Kataria, J.M. e Sah, R.L. (1996). Patologenicidade do vírus da doença de New castle isolado da Guiné focal, em galinhas e galinhas-d'angola. In: Resumos de processos e trabalhos de estudantes apresentados no programa internacional para jovens. XX Congresso Mundial de Avicultura.

95) Kumar, R., Kumar, V., Asthana, M., Shukla, S.K. e Chandra, R. (2010). Isolamento e identificação de um adenovírus aviário de milhafres-pretos selvagens (Milvus migrans). *J. Wild Dis.,* **46:** 272-276.

96) Kurade, N.P., Bhat, T.K. e Jithendran, K.P. (2000). Ocorrência de doença infecciosa da bursa e sua patologia nas aves de Himachal Pradesh. *Indian J. Vet. Pathol.,* **24:** 133-134.

97) Ladds, P. (2009). Doenças virais em aves. In: Pathology of Australian Native Wildlife. CSIRO Publishing, Collingwood, pp. 29-52.

98) Lagos, J.E. e Intodia, V. (2015). Poultry and Poultry Products Annual (Anual de Aves e Produtos de Aves). Número do relatório da *Rede Mundial de Informação Agrícola*: IN512.

99) Landgraf, H., Vielitz, E. e Kirsch, R. (1967). Ocorrência de uma doença infecciosa que afecta a bursa de Fabricius (doença de Gumboro). *Dtsch Tieraerztl Wochenschr,* **74**: 6-10.

100) Lancaster, J.E. e Alexander, D.J. (1975). Doença de New Castle: Virus and spread. Monografia nº 11, Departamento Canadiano de Agricultura, Otava.

101) Lawal, J.R., Jajere, S.M., Hambali, I.U., Bello, A.M., Waziri, I. e Dauda, J. (2015). Prevalência da doença da varíola aviária no estado de Gombe, nordeste da Nigéria: Um estudo retrospetivo de seis anos (2008 - 2013) *Cell. Mol. Biol.,* **1**.

102) Lemma, F., Zerihun, T., Demam, D., Tamerat, N. e Midaye, S. (2016). Deteção Molecular e Determinação do Nível de Anticorpos do Vírus da Doença Infecciosa da Bursa em Frangos Criados em Diredawa e Harar Town, Etiópia Oriental. Global Veterinaria, **16:**145-149.

103) Ley, D.H., Yamamoto, R. e Bickford, A.A. (1983). The pathogenesis of infectious disease: serologic, histopathologic and clinical chemical observations. *Avian Dis.,* **27:** 1060-1085.

104) Lin, T.L., Wu, C.C., Rosenberger, J.K. e Saif, Y.M. (1994). Diferenciação rápida dos serótipos do vírus da doença infecciosa da bursa por reação em cadeia da polimerase. *J. Vet. Diag. Invest.,* **6**: 100-102.

105) Lin, Z., Kato, A., Otaki, Y., Nakamura, T., Sasmaz, E. e Ueda, S. (1993). Sequence comparisons of a highly virulent infectious bursal disease virus prevalent in Japan. *Avian Dis.,* **37:** 315-323.

106) Lindh, E., Ek-Kommonen, C., Vaananen, V.M., Alasaari, J., Vaheri, A., Vapalahti, O. e Huovilainenb, A. (2012). Epidemiologia molecular de estirpes do vírus da doença de Newcastle associadas a surtos e derivadas de aves aquáticas selvagens na Finlândia, incluindo um novo genótipo de classe I. *J. Clinic. Microbiol.,* **50:** 3664-3673.

107) Liu, H., Zhao, Y., Zheng, D., Lv, Y., Zhang, W., Xu, T., Li, J. e Wang, Z. (2011).

Multiplex RT-PCR para deteção rápida e diferenciação de vírus da doença de Newcastle de classe I e classe II. *J. Virol. Methods,* **171**: 149-155.
108) Liu, H., Giambrone, J.J. e Dormitorio, T. (1994). Deteção de variações genéticas em isolados do serótipo 1 do vírus da doença infecciosa da bursa utilizando a reação em cadeia da polimerase e a análise da endonuclease de restrição. *J. Virol. Meth,* **48**: 281-291.
109) Recenseamento do efetivo pecuário, (2012). Departamento de criação de animais e veterinária,
Governo de Megalaya , Shillong. www.megahvt.gov.in/livestockcensus.html.
110) Recenseamento Geral da Pecuária (2012). Total de efectivos pecuários em 2007 e 2012 - Destaques. Department of Animal Husbandry and Dairying, Ministério da Agricultura, Governo da Índia, Nova Deli, pp. 12.
111) Lukert, P.D. e Saif, Y.M. (1997). Doença infecciosa da bursa. Calnek BW, Barnes HJ, Beard, McDougald, LR, Saif YM (ed) 10th ed. Iowa State University Press, Ames, Iowa, Dis. *of Poult.,* 721-738.
112) Lukert, P.D. e Saif, Y.M. (2003). Infectious bursal disease Diseases of Poultry Iowa State University Press (Doença bursal infecciosa: Doenças das aves domésticas). 161-179.
113) Madsen, J.M., Zimmermann, N.G., Timmons, J. e Tablante, N.L. (2013). Prevalência e diferenciação de doenças em rebanhos de quintal de Maryland. *Avian Dis.,* **57:** 587-594.
114) Mahmood, M.S. e Siddique, M. (2006). Comparative efficacy of RT-PCR, AGPT and Reverse Passive Haemagglutination Assay for the detection of Infectious Bursal Disease virus in Broilers. *Pak. Vet. J.,* **26:** 167-170.
115) Mandelli, G., Rinaldi, A., Cerioli, A. e Cervio, G. (1967). Aspetti ultrastructural della borsa di Fabrizio nella malattia di Gumboro de pollo. *Atti. Soc. Ital. Sci. Vet.,* **21:** 615-619.
116) Mase, M., Imai, K, Sanada, Y., Sanada, N., Yuasa, N., Imada, T., Tsukamoto, K. e Yamaguchi, S. (2002). Phylogenetic analysis of Newcastle disease virus genotypes isolated in Japan (Análise filogenética dos genótipos do vírus da doença de Newcastle isolados no Japão). *J. Clin. Microbiol,* **40:** 3826-3830.
117) Mazengia, H. (2012). Revisão das principais doenças virais das galinhas registadas na Etiópia. *J. Infect. Dis. Immunity,* **4**: 1-9.
118) Masola, S.N., Mzula, A, Tuntufye, H.N., Kasanga, C.J. e Wambura, P.N. **(2014).** Isolamento e caraterização biológica molecular do vírus da varíola aviária a partir de espécimes de lesões nodulares cutâneas de galinhas em várias regiões da Tanzânia. *British Microbiol. Res. J.,* ISSN: 2231-0886, 4.
119) Mathivanan, K., Kumanan, K. e Nainar, A.M.(2004). Vet. Res. Commun., **28:** 171-177.
120) Mbuko, I.J., Musa, W.I., Ibrahim, S., Saidu, L., Abdu, P.A., Oladele, S.B. e Kazeem, H.M. (2010). A Retrospective Analysis of Infectious Bursal Disease Diagnosed at Poultry Unit of Ahmadu Bello University, Nigeria (Análise Retrospetiva da Doença Infecciosa da Bursa Diagnosticada na Unidade de Avicultura da Universidade Ahmadu Bello, Nigéria). *Int. J. Poult. Sci,* **9 :** 784-

790.
121) McFerran, J.B. e McCracken, R.M. (1988). Doença de Newcastle. In: Alexander DJ (ed). New castle disease. Publicação Académica Kluwer: Boston MA, pp 161-183.
122) Meroz, M. (1966). Um levantamento epidemiológico da doença de Gumboro. Refu Vet **23**: 235-237.
123) Mittal, D., Jindal, N., Gupta, S.L., Katarina, R.S. e Tiwari, A.K. (2005). Deteção do vírus da doença infecciosa da bursa em surtos de campo em frangos de carne por transcrição reversa - reação em cadeia da polimerase. *Int. J. Poult.Sci.*, **4:** 239-243.
124) Mohammed, M.H., Zahid, A.A.H., Kadhim, L.I. e Hasoon, M.F. (2013). Deteção Convencional e Molecular da Doença de Newcastle e da Doença Infecciosa da Bursa em Galinhas. *J. World's Poult. Res.,* **3:**05-12.
125) Mor, S.K., Narang, G., Jindal, N., Mahajan, N.K., Sharma, P.C. e Rakha, N.K. (2010). Epidemiological studies on infectious bursal disease in broiler chickens in Haryana, India (Estudos epidemiológicos sobre a doença infecciosa da bursa em frangos de carne em Haryana, Índia). *Int. J. Poult. Sci.,* **9 :** 395-400.
126) Morales, O.E. e Boclair, W. (1993). Morphometric relations bursa/ spleen in infectious bursal disease. Actas da 42ª Conferência Ocidental sobre Doenças das Aves de Capoeira, Sacramento, Califórnia, pp 91-92.
127) Muller, H., Islam, M.R. e Raue, R. (2003). Investigação sobre a doença infecciosa da bursa - o passado, o presente e o futuro. *Vet. Microbiol,* **97:** 153-165.
128) Munir, M., Shabbir, M.Z., Yaqub, T., Shabbir, M.A.B., Mukhtar, N., Khan, M.R. e Berga, M. (2012). Sequência completa do genoma de um paramixovírus aviário neurotrópico velogênico 1 isolado de pavões (Pavocristatus) em um parque de vida selvagem no Paquistão. *J. Virol.,* **86:** 13113 -13114.
129) Nakamura, K., Ohtsu, N., Nakamura, T., Yamamoto, Y., Yamada, M., Mase, M. e Imai, K. (2008). Estudos patológicos e imunohistoquímicos da doença de Newcastle (ND) em frangos de carne vacinados com ND: encefalite não purulenta grave e pancreatite necrosante. *Vet. Pathol,* **45:** 928933.
130) Nachimuthu, K., Raj, D.G., Thangavelu, A. e Venkatesan, R.A. (1995). Teste de hemaglutinação passiva inversa no diagnóstico da doença infecciosa da bursa. *Trop. Anim. Health Prod.,* **27:** 43-46.
131) Nanthakumar, T., Kataria, R.S., Tiwari, A.K., Butchaiah, G. e Kataria, J.M. (2000). Pathotyping of Newcastle disease viruses by RT-PCR and restriction enzyme analysis. *Vet. Res.Communi.,* **24**: 275-286.
132) Narayanan, M.S., Parthiban, M., Sathiya, P. e Kumanan, K. (2010). Molecular detection of Newcastle disease virus using Flinders Molecular detection of Newcastle disease virus using Flinders Tehnology Associates- PCR Tehnology Associates-PCR. *J. Veterinarski Arhiv.,* **80:** 51-60.
133) Naveen, K.A., Singh, S.D., Kataria, J.M., Barathidasan, R. e Dhama, K. (2013). Deteção e diferenciação de isolados de paramixovírus de pombo sorotipo-1 (PPMV-1) por RT-PCR e análise de enzimas de restrição. *Trop. Anim. Health Prod.,* **10:** 01-06.
134) Nidzworski, D., Wasilewska, E., Smietanka, K., Szewczyk, B. e Minta, Z. (2013).

Deteção e diferenciação do vírus da doença de Newcastle e do vírus da gripe através da utilização de PCR duplex em tempo real. *APB Biochimica pononica,* **60:** 475-480.

135) Numan, N., Zahoor, M.A., Khan, H.A. e Siddique, M. (2005). Situação serológica da doença do novo castelo nos frangos de carne e nas poedeiras em Faisalabad e no distrito circundante. *Pak. Vet. J.,* **25**.

136) Nwanta, J.A., Egege, S.C., Alli-Balogun, J.K. e Ezema, W.S. (2008). Avaliação da prevalência e da sazonalidade da doença de Newcastle em frangos em Kaduna, Nigéria. *World's Poult. Sci. J.,* **64 :** 416-423.

137) OIE (2012). Surto de gripe aviária em Meghalaya.http://www.who.int/influenza/human animal interface/h5n1 avian influenza up. Acedido em 14 de julho de 2014.

138) Okoye, J.O.A. e Uzoukwu, M. (1981). Um surto de doença infecciosa da bursa em galinhas entre as 16 e as 20 semanas de idade. *Avian Dis., 25:* 10341038.

139) Okwor, E.C., Eze, D.C., Chukwuma, J., Uzor, L., Anike, W.U., et al. (2014). Avaliação comparativa do desenvolvimento de infecções naturais recorrentes por varíola aviária em frangos e galos sob as mesmas condições experimentais. *Int. J. Biol, Pharmacy, AlliedSci.,* **3:** 2763 - 2774.

140) Olabode, H.O.K., Damina, M.S., Ahmed, A.S., H.M.E.D., Moses, G,D. e Wungak, Y.S. (2012). Estudo retrospetivo da doença de Newcastle em explorações avícolas comerciais em Ilorin, Estado de Kwara-Nigéria. *Vom J. Vet. Sci.,* **9:** 66 -70.

141) Oros, J., Rodriguez, F., Rodriguez, J.L., Bravo, C. e Fernandez, A. (1997). Infeção debilitante pelo vírus da varíola cutânea na Grandala de Hodgson (Grandalacoelicolor). *Avian Dis,* **41:** 481-483.

142) Patnayak, D.P., Kalra, S.K., Arvind, K. e Maherchandani, S. (1997). Comparação de um ELISA competitivo em sanduíche de anticorpos duplos com um teste de seroneutralização para a determinação de anticorpos contra o vírus da doença infecciosa da bursa. *Indian J. Virol.,* **13:** 69-72.

143) Pattison, M., McMullin, B. e Alexander, D. (2008). 6ª ed. Elsevier, Índia. *Poult Dis,* pp: 333-339.

144) Pazhanivel, N., Balasubramaniam, G.A. e Manohar, M.B. (2002). Patologia da infeção pelo vírus da doença de New castle em galinhas imensas e não imensas. *Indian Vet. J.,* 79: 29-32.

145) Pearson, G.L., Pass, D.A. e Beggs, E..C (1975). Infeção fatal por varíola num falcão de pernas ásperas. *J. Wildlife Dis.,* **11:** 224 - 228.

146) Peters, G. (1967). Histologia da doença de Gumboro. *Berl. Munch Tierarztl Wochensch,* **80**: 394-396

147) Prabhakaran, V., Chithravel, V., Kokilaprabhakaran, S. e Saravanan, C.S. (1997). Infectious bursal disease with concurrent infection of E.coli and coccidiosis Haemogram and Serum chemistry. *Indian J. Anim. Health,* **36:** 79

148) Puro, K., Ahuja, A., Doley, S., Sunjukta, R., Dubal, Z.B., Ghatak, S., ShakuntalaI, Laha, R. e Sen, A. (2012). Caracterização molecular do *vírus da varíola da Turquia a* partir de uma infeção recorrente em Meghalaya. *Vet .Pract.,* **13:** 49-51.

149) Qin, Z.M., Tan, L.T., Xu, H.Y., Ma, B.C., Wang, Y.L., Yuan, X.Y. e Liu, W.J.

(2008). Caracterização patotípica e epidemiologia molecular de isolados do vírus da doença de Newcastle de diferentes hospedeiros na China de 1996 a 2005. *J. Clin. Microbiol,* **46:** 601-611.

150) Qiu, X., Sun, Q., Wu, S., Dong, L., Hu, S., Meng, C., Wu, Y. e Liu, X. (2011). A análise da sequência do genoma completo do genótipo IX do vírus da doença de Newcastle revela a sua posição filogenética no genótipo inicial e o tamanho do genoma do genótipo recente. *Virol. J.,* **8:** 01-11.

151) Rahman, M.A. e Samad, M.A. (2005). Doenças virais importantes associadas à mortalidade de galinhas poedeiras em explorações avícolas comerciais no Bangladesh. *Bangladesh. J. Vet. Med.,* 3.

152) Rashid, M.H., Xue, C., Islam, M.T., Islam, M.R., She, Z. e Cao, Y. (2013). Estudo epidemiológico comparativo da doença bursal infecciosa de aves de corte comerciais no Bangladesh e na China. *Pak. Vet. J.,* **33**: 160-164.

153) Raue, R. e Hess, M. (1998). PCR baseada em hexão combinada com análise de enzimas de restrição para deteção rápida e diferenciação de adenovírus de aves e do vírus da síndrome da queda dos ovos. *J. Virol. Meths.,* **73:** 211-217.

154) Ravindra, P.V., Tiwari, A.K., Sharma, B. e Chauhan, R.S. (2009). O vírus da doença de Newcastle como agente oncolítico. *Indian J. Med. Res.,* 507-513.

155) Reed, W.M. e Schrader, D.L. (1989). Patogenicidade e imunogenicidade do vírus da varíola de Mynah em galinhas e codornizes Bobwhite. *Poult. Sci.,* ***68:*** 631-638.

156) Rezaeianzadeh, G., Dadras, H., Ali, A.S.M. e Nazemshirazi, M.H. (2011). Estudo serológico e molecular do vírus da doença de Newcastle que circula em frangos de aldeia da província de Fars, no Irão. *J. Vet. Med. Anim. Health,* **3:**105111.

157) Riper, V.C. III e Forrester, D. (2006). Varíola aviária. *Infect. Dis. Wild Birds,* **06**: 131-176.

158) Rocke, T., Converse, K., Meteyer, C. e Mclean, B. (2005). The impacts of disease in the American White Pelican in North America. Water birds, **28:** 87-94.

159) Rosenberger, J.K., Saif, Y.M. e Jackwood, D.J. (1998). Infectious bursal disease. In Laboratory Manual for the Isolation and Identification of Avian Pathogens. 4ª ed., pp. 215-219.

160) Roussn, D.A., Salen, W.A., Khawaldeh, G.Y. e Totanji, W.S. (2012). Caracterização de estirpes de campo do vírus da doença infecciosa da bursa na Jordânia utilizando técnicas moleculares - uma breve comunicação. *Veterinarski. Arhiv.,* **82:** 115-124.

161) Saidu, L., Tekdek, L.B. e Abdu, P.A. (2004). Prevalência de anticorpos contra a doença de Newcastle em aves domésticas e semi-domésticas em Zaria, Nigéria. *Veterinarski Arhiv.,* **74**: 309-317.

162) Saif, E.M., Aly, M., El-Aziz, A.M.A. e Mohamed, F.M. (2000). Estudos epidemiológicos sobre a doença de Gumboro no Alto Egipto. *Assiut Vet. Med. J.,* ***42:*** 223-241.

163) Saif, M.Y. (2008). Doença de Newcastle, outros Paramixovírus Aviários e Infeção por Pneumovírus, Bronquite Infecciosa, Doença Infecciosa da Bursa, Laringotraqueíte, Grupo de Leucose/Sarcoma. Em: Fadly AM, Glisson JR, McDougald LR, Nolan LK, Swayne DE(ed) 12th edn. Blackwell Publishing State

Avenue, Ames, Iowa, EUA. Dis. *of Poult.*, 82-88, 126-130, 191198,138-146, 528-535.

164) Salihu, A.E., Chukwuedo, A.A., Echeonwu, G.O.N., Ibu, J.O., Chukwuekezie, J.O., Ndako, J., Junaid, S.A., Onovoh, E.M., Paul- Abu, L.G., Ujah, A.E., Dalyop, A.K., Tende, M.D., Shittu, I., Chindo, H.Z. e Umahi, N.F. (2012). Seroprevalência da infeção pelo vírus da doença de Newcastle em aves domésticas rurais nas metrópoles de Lafia, Akwanga e Keffi, Estado de Nasarawa, Nigéria. *Int. J. Agri. Sci.,* **2:** 109-112.

165) Samanta, A., Niyogi, D., Ghoosh, H.K., Ghosh, C.K. e Mukhopadhayay, S .K. (2008). Alterações histopatológicas na bursa de aves de capoeira inoculadas com o vírus intermediário IBD mais o vírus da vacina e o vírus virulento IBD de campo. *Indian J. Vet. Pathol.,* **32:** 70-72.

166) Samour, J. (2004). Avian Medicine. 3ª ed. Elsevier, China, pp. 266 - 269. Aldeias seleccionadas nas zonas sub-húmidas do sudeste da Nigéria. *J. Parasitology Res.,* **4**: 1 - 6.

167) Sapats, S.I. e Ignjatovic, J. (2002). Restriction fragment length polymorphism analysis of the VP2 gene of Australian strains of infectious bursal disease virus. *Avian Pathol,* **31**:559-566.

168) Sara, A.M., Arafa, A.S., Hussein, A. e Hussein (2014). Genotipagem molecular do vírus da doença bursal infecciosa (IBDV) isolado de bandos de frangos de corte no *Egito Int. J. Vet. Sci. and Med., 2:46-52*

169) Schelling, E., Thur, B., Griot, C. e Audige, L. (1999). Estudo epidemiológico da doença de Newcastle em aves de capoeira de quintal e populações de aves selvagens na Suíça. *Avian Pathol,* **28**: 263-272.

170) Seal, B.S., King, D.J. e Bennett, J.D. (1995). Characterization of Newcastle disease virus isolates by reverse transcription PCR coupled to direct nucleotide sequencing and development of sequence database for pathotypes prediction and molecular epidemiological analysis. *J. Clinic Microbiol,* **33:** 2624-2630.

171) Shahzad, M., Rizvi, F., Khan, A., Siddique, M., Khan, M.Z. e Bukhar, S.Mi. (2011). Diagnóstico da infeção por paramixovírus aviário tipo 1 em galinhas pela técnica de imunofluorescência. *Int. J. Agric. Biol.,* **13:** 266-270.

172) Shankar, B.P. (2008). Doenças respiratórias comuns das aves de capoeira: revisão. *Vet. World,* **1:** 217-219.

173) Silva, P.S., Batinga, T.B. de, Sales, T.S., Herval, E.F.G., Ramos, I., et al. (2009). Varíola aviária: identificação e adoção de medidas profiláticas em galinhas de quintal na Bahia, Brasil. RevistaBrasileira de CienciaAvicola, **11:** 115 - 119.

174) Singh, K.S. (2008). Estudos sobre algumas doenças comuns das aves, com especial referência à doença infecciosa da bursa, à doença de Ranikhet, à colibacilose e à dermatite gangrenosa. Tese de doutoramento. Tese apresentada à West Bengal University of Animal and Fishery Science, 37, 38, KB Sarani, Kolkata 700037.

175) Singh, P., Kim, T.J. e Tripathy, D.N. (2000). Re-emerging fowl pox: evaluation of isolates from vaccinated flocks. *Avian Pathol,* **29:** 449 - 455.

176) Singh, P., Schnitzlein, W.M. e Tripathy, D.N. (2003). As sequências do vírus da reticuloendoteliose nos genomas das estirpes de campo do vírus da varíola das

aves apresentam variabilidade. *J. Virol,* **77**: 5855 - 5862.

177) Skeeles, J.K., Lukert, P.D., Buysscher, E.V.D., Fletcher, O.J. e Brown, J.(1979). Infecções pelo vírus da doença infecciosa da bursa, complemento e resposta de anticorpos neutralizantes do vírus após a infeção de galinhas susceptíveis. *Avian Dis.,* **23:** 95-106

178) Smits, J.E., Tella, J.L., Carrete, M., Serrano, V. e Lopez, G. (2003). Epizootia de varíola aviária em calhandras endémicas (Calndrellarufescens) e petinhas de Berthelot (Anthusberthelotti) nas Ilhas Canárias. *J. Vet. Pathol.,* **42**: 1-59.

179) Stevens, J.G., Nakamura, R.M., Cook, M.L. e Wilczynski, S.P. (1976). A doença de Newcastle como modelo para as síndromes neurológicas induzidas por paramixovírus: patogénese da doença respiratória e sintomas preliminares caraterização da encefalite subsequente. *Infect. Immun.,* **13**: 590-599.

180) Sultana, R., Hussain, S.Y., Ilyas, Ch. S., Maqbool, A., Anjum, R. e Zaidi, F.H. (2008). Epidemiology of Infectious Bursal Disease in Broiler and Layer Flocks in Lahore, Pakistan [Epidemiologia da doença infecciosa da bursa em bandos de frangos e poedeiras em Lahore, Paquistão]. *Punjab Univ. J. Zool,* **23:** 067-072.

181) Susan, S., El-Mahdy, M. H., Awaad, H. e Soliman, Y. A. (2014). Identificação molecular da estirpe do vírus da varíola aviária isolada no campo local da província de Giza, no Egipto. *Vet. World,* EISSN **(7):** 2231-0916.

182) Tang, Q., Wanga, J., Bao, J., Sun, H., Sun, Y., Liu, J. e Pu, J. (2012). Um ensaio multiplex RT-PCR para a deteção e diferenciação dos vírus da gripe aviária dos subtipos H3, H5 e H9 e dos vírus da doença de Newcastle. *J Virol Meths.,* **181:** 164-169.

183) Tanizaki, E., Kotani, T. e Odagiri, Y. (1987). Alterações patológicas da mucosa traqueal em galinhas infectadas com o vírus da varíola das galinhas. *Avian Dis.,* **31:** 169-175.

184) Thakor, K.B., Dave, C.J., Fefar, D.T., Jivani, B.M. e Prajapati, K.S. (2012). Diagnóstico patológico e molecular da síndrome de hepatite-hidropericárdio de corpos de inclusão de ocorrência natural em frangos de carne. *Indian J. Vet. Pathol.,* **36:** 212-216.

185) Tham, K.M., Young, L.M. e Moon, C.D. (1995). Deteção do vírus da doença infecciosa da bursa por amplificação do gene do segmento A do vírus por transcrição reversa e reação em cadeia da polimerase. *J. Virol. Meths.,* **53:** 201-212.

186) Teshome, M., Fentahun, T. e Admassu, B. (2015). Doença infecciosa da bursa (doença de GUMBORO) em galinhas *British J of Poultry Sci.,* **4:** 2228.

187) Thomazelli, L.M., Araujo, J. de, Ferreira, C., de S., Hurtado, R., Oliveira, D.B., Ometto, T., Golono, M., Sanfilippo, L., Demetrio, C., Figueiredo, M.L. e Durigon, E.L. (2012). Vigilância Molecular do Vírus da Doença de Newcastle em Aves Domésticas e Silvestres na Costa Nordeste e Bioma Amazônico do Brasil. *Brazilian J. Poult. Sci.,* **14**:01-07.

188) Tripathy, D.N., 1986. Avian Pox. Associação Americana de Aviários Patologistas, **16**: 1-6.

189) Tripathy, D.N. e Reed, W.M. (2003). Iowa State University Press. *Dis. of poult.* 253-69.

190) Tripathy, D.N. e Reed, W.M. (2008. Pox. Saif YM, Fadly AM, Glisson JR, McDougald LR, Nolan LK e Swayne DE, editores. (ed), 12th ed Wiley-Blackwell, Ames, IA, Dis. *of poult.*, pp. 291 - 309.

191) Tripathy, D.N., Schnitzlein, W.M., Morris, P.J., Janssen, D.L., Zuba, J.K., et al. (2000). Characterization of poxviruses from forest birds in Hawaii (Caracterização de poxvírus de aves florestais no Havai). *J. Wildlife Dis,* **36:** 225 - 230.

192) Ture, O., Saif, Y.M. e Jackwood, D.J. (1998). Restriction fragment length polymorphism analysis of highly virulent strains of infectious bursal disease viruses from Holland, Turkey and Taiwan. *Avian Dis,* **42,** 470-479.

193) Uddin, M.M., Khan, M.Z.I., Islam, K.N., Kibria, A.S.M.G., Adhikary, G.N., Parvez, M.N.H., Basu, J., Uddin, M.B. e Rahman, M.M. (2010). Distribuição de linfócitos nos tecidos linfóides associados à mucosa (MALT) da doença infecciosa bursal (IBD) de ocorrência natural em galinhas. *Pak. Vet. J.* **30:** 67-71.

194) Ukashatu, S., Magaji, A.S., Najamuddeen, G. e Saulawa, M.A. (2012). Levantamento das doenças das aves domésticas entre as raças exóticas de aves domésticas na metrópole de Katsina, estado de Katsina, Nigéria. *Scientific J. Zool,* **1**:69-73.

195) Van Den Berg, T.P. (2000). Doença infecciosa aguda da bursa em aves de capoeira: uma revisão. *Avian Pathol,* **29:** 175-194.

196) Verma, D. (1994). Estudos sobre caraterização, patogenicidade e Imunogenicidade de um isolado de campo do vírus da doença de Newcastle das galinhas.
Tese de Mestrado apresentada à Universidade Deemed, Instituto Indiano de Investigação Veterinária, Izatnagar. *Indian J. Vet. Pathol.,* **19**: 64-65.

197) Verma, K.C., Panisup, A.S., Mohanty, G.C. e Reddy, B.D. (1981). Infectious bursal disease (Gumboro disease) and associate condition in poultry flock of Andra Pradesh. Indian J. of Poultry Sci **16**: 385-392.

198) Verma, N.D., Verma, K.C., Katariya, J.M. e Singh, S.D. (1988). Prevalência de anticorpos contra infecções comuns de aves de capoeira no estado de Mizoram. *Indian J. Anim. Sci.,* **58**: 593-595.

199) Wakamatsu, N., King, D.J., Seal, B.S. e Brown, C.C. (2007). Deteção de RNA do vírus da doença de Newcastle por transcrição reversa da reação em cadeia da polimerase utilizando tecidos fixados em formalina e incluídos em parafina e comparação com imunohistoquímica e hibridação in situ. *J. Vet. Diagn. Investigation,* **19:** 396-400.

200) Williams, J.E. e Dillard, L.H. (1968). Penetration Pattern of *Mycoplasma Gallisepticum* and Newcastle disease virus through the outer structures of chicken eggs. *Avian Dis.,* **12:** 650-657.

201) Xie, Z., Fadl, A.A., Girshick, T. e Khan, M.I. (1999). Deteção de adenovírus aviário por reação em cadeia da polimerase. *Avian Dis.,* **43**: 98-105.

202) Yoshikkawa, G.T. e Alam, J. (2002). Estudos histopatológicos da varíola aviária em bantams. *Int. J. Poult. Sci.,* **1:**197-199.

203) Young, L.C. e VanderWerf, E.A. (2008). Prevalência do vírus da varíola aviária

e efeito sobre o sucesso de reprodução do albatroz-das-laysas. *J. Field Ornithol,* **79:** 93 - 98.
204) Younus, M. (1996). A practical approach to poultry disease diagnosis first print, Dr Younus Laboratory, Hyderabad, Andra Pradesh, pp 20-25, 75-80, 86-91, 112-1213.
205) Zahid, B., Aslam, A., Tipu, Y., Yaqub, T. e Butt, T. (2016). Deteção convencional e molecular do vírus da doença infecciosa da bursa em frangos de corte. *Pak. J. Zool,* **48**: 601-603.
206) Zahoor, M.A., Abubakarb, M., Naimc, S., Khand, Q.M. e Arshedb, M.J. (2010). Incidência e Caracterização Molecular do Vírus da Doença Infecciosa da Bursa em Frangos Comerciais no Paquistão. *IJAVMS,* **4**: 75-80.
207) Zeleke, A., Gelaye, E., Sori, T. e Ayelet, G. (2005). Investigação sobre o surto de doença infecciosa da bursa em Debre Zeit, Etiópia. *Int. J. Poult. Sci.,* **4**: 504-506.
208) Zierenberg, K., Raue, R. e Muller, H. (2001). Rapid identification of "very virulent" strains of infectious bursal disease virus by reverse transcription-polymerase chain reaction combined with restriction enzyme analysis. *Avian Pathol,* **30:** 55-62.
209) Zheng, M., Cao, H., Wei, X., Qin, Y., Ou, S., Huang, X., He, M., Xia, Z., Zheng, L., Li, J. e Liu, Q. (2015). Novo Avipoxvírus associado a surtos em patos-reais domésticos, China. *Emergência Infect. Dis.,* **21**: 372-373.

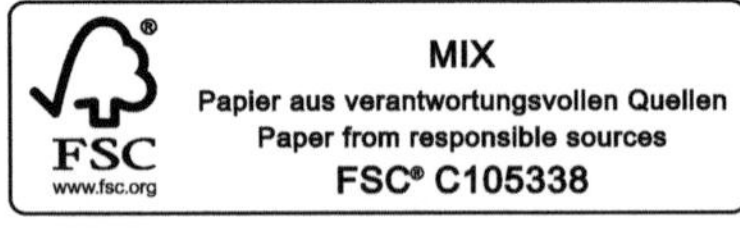

Printed by Books on Demand GmbH, Norderstedt / Germany